AF648280

Carl-Auer

»Jeder von uns ist eine Menschenmenge.«
(Ferrucci)

»Zwei Seelen wohnen – ach! – in meiner Brust.
Die eine will sich von der anderen trennen.«
(Goethe, Faust I)

»Faust beklagte, dass er zwei Seelen in seiner Brust habe.
Ich habe eine ganze sich zankende Menge.
Da geht es zu wie in einer Republik.«
(Bismarck)

Jochen Peichl

Einführung in die hypnosystemische Teiletherapie

2019

Mitglieder des wissenschaftlichen Beirats des Carl-Auer Verlags:

Prof. Dr. Rolf Arnold (Kaiserslautern)
Prof. Dr. Dirk Baecker (Witten/Herdecke)
Prof. Dr. Ulrich Clement (Heidelberg)
Prof. Dr. Jörg Fengler (Köln)
Dr. Barbara Heitger (Wien)
Prof. Dr. Johannes Herwig-Lempp (Merseburg)
Prof. Dr. Bruno Hildenbrand (Jena)
Prof. Dr. Karl L. Holtz (Heidelberg)
Prof. Dr. Heiko Kleve (Witten/Herdecke)
Dr. Roswita Königswieser (Wien)
Prof. Dr. Jürgen Kriz (Osnabrück)
Prof. Dr. Friedebert Kröger (Heidelberg)
Tom Levold (Köln)
Dr. Kurt Ludewig (Münster)
Dr. Burkhard Peter (München)
Prof. Dr. Bernhard Pörksen (Tübingen)
Prof. Dr. Kersten Reich (Köln)
Prof. Dr. Wolf Ritscher (Esslingen)
Dr. Wilhelm Rotthaus (Bergheim bei Köln)
Prof. Dr. Arist von Schlippe (Witten/Herdecke)
Dr. Gunther Schmidt (Heidelberg)
Prof. Dr. Siegfried J. Schmidt (Münster)
Jakob R. Schneider (München)
Prof. Dr. Fritz B. Simon (Berlin)
Dr. Therese Steiner (Embrach)
Prof. Dr. Dr. Helm Stierlin (Heidelberg)
Karsten Trebesch (Berlin)
Bernhard Trenkle (Rottweil)
Prof. Dr. Sigrid Tschöpe-Scheffler (Köln)
Prof. Dr. Reinhard Voß (Koblenz)
Dr. Gunthard Weber (Wiesloch)
Prof. Dr. Rudolf Wimmer (Wien)
Prof. Dr. Michael Wirsching (Freiburg)

Reihengestaltung: Uwe Göbel
Umschlag: Heiner Eiermann
Satz: Verlagsservice Hegele, Heiligkreuzsteinach
Printed in the Czech Republic
Druck und Bindung: FINIDR, s.r.o.

Product footprint CO_2 Neutral NC-CFM-015258 www.nepcon.net

FSC www.fsc.org MIX Papier aus verantwortungsvollen Quellen FSC® C014138

Erste Auflage, 2019
ISBN 978-3-8497-0264-9 (Printausgabe)
ISBN 978-3-8497-8171-2 (ePUB)
© 2019 Carl-Auer-Systeme Verlag
und Verlagsbuchhandlung GmbH, Heidelberg
Alle Rechte vorbehalten

Bibliografische Information der Deutschen Nationalbibliothek:
Die Deutsche Nationalbibliothek verzeichnet diese Publikation in der Deutschen Nationalbibliografie; detaillierte bibliografische Daten sind im Internet über http://dnb.d-nb.de abrufbar.

Informationen zu unserem gesamten Programm, unseren Autoren und zum Verlag finden Sie unter: **www.carl-auer.de**.

Wenn Sie Interesse an unseren monatlichen Nachrichten haben, abonnieren Sie den Newsletter unter http://www.carl-auer.de/newsletter.

Carl-Auer Verlag GmbH
Vangerowstraße 14 • 69115 Heidelberg
Tel. +49 6221 6438-0 • Fax +49 6221 6438-22
info@carl-auer.de

Inhalt

Einleitung

> »Meine Seele ist ein verborgenes Orchester; ich weiß nicht, welche Instrumente, Geigen und Harfen, Pauken und Trommeln es in mir spielen und dröhnen lässt. Ich kenne mich nur als Symphonie« (Fernando Pessoa 2006, S. 310).

Auch für Gunther Schmidt und seinen Lehrer Helm Stierlin war das Selbst keine Einheit, keine »unteilbare psychische Monade« (Stierlin 1994, S. 52), sondern der Mensch ist für sie aus vielen Anteilen zusammengesetzt, so wie das Atom keineswegs die letzte unteilbare Einheit, sondern ein komplexes Gebilde aus Hunderten von Teilen ist. »Die alte Annahme, das Selbst sei eine Einheit, eine »unteilbare psychische Monade«, erweist sich in der psychotherapeutischen Praxis als unhaltbar. (...) Analog zur Teilchenphysik brauchen wir eine ›Anteilspsychologie‹« (ebd., S. 105 ff.).

Gunther Schmidts Ansatz, den er in seinen Schriften und Seminaren zur »Inneren Familie«, zum »Inneren Parlament« vorstellt, nutzt Erkenntnisse der systemischen Therapie und der Hypnotherapie nach Milton Erickson. »In diesen Überlegungen werden Symptome personalisiert und damit Teil eines inneren Systems. Im inneren System verhalten sich die Teile wie in einem äußeren System, entsprechend kommt es auch zu ähnlichen Prozessen von Koalitionen, Ausschluss, symmetrischer Eskalation etc. Deshalb schlägt Schmidt vor, diesen Prozess durch einen inneren Konferenzleiter zu beruhigen und die Kooperation hilfreich zu gestalten« (Hanswille u. Kissenbeck 2008, S. 112).

In seinem Theorieansatz verweist Schmidt immer wieder auf die Befunde der modernen Hirnforschung. Für ihn sind unwillkürliche Prozesse (in etwa gleichzusetzen mit unbewussten Prozessen) der mittleren Amygdala-Ebene (s. Roth 2001; 2007), die quasi automatisiert ablaufen, nicht grundsätzlich ein Problem oder Manko eines Menschen; ressourcenorientiert betrachtet sind sie auch Stärken und Ausdruck von Fähigkeiten – zum Beispiel der Fähigkeit, in einer komplexen Welt zu überleben. Sie werden erst dann zum Problem, wenn wir den Eindruck haben, keine Wahlmöglichkeiten mehr zu besitzen, »sodass sich die bewusste, willkürliche ›Ich‹-Seite eines Menschen als ausgeliefertes Opfer wahrnimmt und sich in Hilflosigkeit gestürzt fühlt, was wieder gerade die Angstprozesse verstärkt« (Schmidt 2005, S. 27).

Auf der neuronalen Ebene können wir alle Wahrnehmungs- und Erlebnisprozesse als Ausdruck der Aktivitäten neuronaler Netzwerke im Gehirn beschreiben, wobei über unzählige synaptische Verbindungen viele Nervenzellen, auch über weite Strecken hin, zu neuen Mustern von Neuronenverbänden verknüpft werden. Diese Wahrnehmung des bewussten Erlebens geschieht durch Aufmerksamkeitsfokussierung, was nichts anderes ist als eine selbstorganisierte Form des assoziativen Zusammenfügens von sinnlichen Erlebniselementen. »Verbunden werden z. B. visuelle Elemente (innere/äußere Bilder/Filme), auditive Elemente, innere und äußere Dialoge, kinästhetische, gustatorische und olfaktorische Eindrücke, Alters- und Größenerleben, Atemmuster, Körperkoordination mit Verhalten, Bewertungen und Bedeutungsgebungen synchron verbunden« (ebd., S. 34). Die Verbindungen bzw. Verkopplungen heißen »Muster«. Unser Erleben ist das Ergebnis solcher auf willkürlicher und unwillkürlicher Ebene zusammengefügter Muster – ein synchronisiertes Feuern von neuronalen Netzwerken. Schmidt schlägt vor, nicht mehr von »Wahr-Nehmung«, sondern von »Wahr-Gebung« zu sprechen, denn jede Wahrnehmung wird vom Wahrnehmenden autonom als Fokussierungsleistung selektiv gestaltet. An diesem Punkt des hypnosystemischen Denkens möchte ich in diesem Buch mit meiner »Einführung in die hypnosystemische Teiletherapie« einsteigen.

Viele Dinge, vor allem den praktischen Umgang mit dem Teilekonzept in der Therapie, habe ich an anderer Stelle bereits ausführlich beschrieben und erlaube mir, darauf zu verweisen. Ich lade Sie ein zu einer Reise durch die innere Teilewelt – ein ziemlich anspruchsvolles Unternehmen, wenn ich ehrlich bin: Irgendwie müssen wir die Hypnotherapie von Milton Erickson, das systemische Denken und die therapeutische Arbeit mit Anteilen unter einen Hut bekommen, ohne dass es zu sehr knirscht.

Dieses Buch habe ich für all die geschrieben, die schon ein wenig mit Teilekonzepten in der Psychotherapie, in der Beratung und im Coaching vertraut sind, die neugierig sind zu erfahren, welche Gemeinsamkeiten und Unterschiede es in den diversen Denkansätzen gibt, und für die *mehr* systemisches Denken hilfreich ist bei dem Versuch, besser zu verstehen, wie das »Gehirn die Seele macht« (Roth u. Strüber 2018).

Noch eine Bemerkung in eigener Sache:

In meiner Ausbildung zum hypnosystemischen Therapeuten bei Gunther Schmidt und Bernhard Trenkle leitete sich mein Einstieg in den Kosmos der inneren Teilewelt aus einem systemischen Symptomverständnis, einer Beobachtung von Symptomtrance-Phänomenen und der Bedeutung der Kybernetik zweiter Ordnung ab – alles Erklärungsmodelle, die sich lange mit meiner psychoanalytischen Primärsozialisation und dem Teilemodell der Ego-State-Therapie von John und Helen Watkins, wie ich sie durch meinen Lehrer Woltemade Hartman kennenlernte, stritten. In diesem Sinne schreibe ich das vorliegende Buch als eine bekennende »multiple Persönlichkeit« mit der Leidenschaft fürs Hypnosystemische, aber auch für die Ego-State-Therapie – zwei wertvolle Ansätze für die Arbeit mit inneren Anteilen in einem Klienten. Um meinen Beitrag für die »Anteilepsychologie« (Stierlin 1994) zu leisten, nehme ich in diesem Buch ausschließlich den hypnosystemischen Standpunkt ein und versuche, daraus ein Teilekonzept entlang meiner Erfahrungen mit dieser Form des Denkens zu entwickeln. Es geht mir nicht darum, ob das eine oder andere Konzept besser oder wahrer ist. Es muss zum Therapeuten[1] und vor allem zum Therapieauftrag des Klienten passen.

Beim Denken haben mir viele Diskussionen mit lieben Kollegen geholfen – bei meiner Hospitation in der SysTelios Klinik 2017 und mit den Mitgliedern der Ego-State-Arbeitsgemeinschaft Deutschland, denen ich herzlich dafür danken möchte.

1 Zur Vereinfachung im Text wähle ich die »männliche« Form, aber es sind damit immer beide Geschlechter gemeint.

1 Teiletherapie-Konzepte

Allen Teiletherapie-Konzepten liegt die Idee der »Multiplizität« zugrunde.

Die wesentlichen und bekanntesten Therapieschulen sind:

- die hypnosystemische Therapie (Gunther Schmidt),
- die Systemische Therapie mit der Inneren Familie (IFS) (Richard Schwartz),
- die Ego-State-Therapie (John und Helen Watkins),
- die Transaktionsanalyse (Erik Berne) und
- die Schematherapie (Jeffrey Young).

Daneben finden sich Anklänge an das Teilemodell bei Vertretern der Palo-Alto-Gruppe, wie der Familientherapeutin Virginia Satir, dem Gestalttherapeuten Fritz Perls und den Neurolinguisten Richard Bandler und John Grinder.

Das von Sigmund Freud entwickelte Instanzenmodell der Psyche mit Es, Ich und Über-Ich ist, wenn man so will, auch ein erstes modernes Konzept innerer Anteile. Die theoretische Weiterentwicklung der Psychoanalyse zur Objektbeziehungstheorie durch die sog. »britische Schule« in der Mitte des letzten Jahrhunderts beschäftigte sich mit der Introjektion und Identifikation von Erfahrungen mit äußeren Objekten und beschrieb diese Form der Verinnerlichung als prägend für internale Strukturen eines Menschen (= Objektrepräsentanzen oder innere Objekte). Wenn wir Muster bzw. »inneren Anteil« definieren als biografisch entstandene, neuronal verankerte Reaktionsbereitschaft, dann wurden mit den oben erwähnten unterschiedlichsten Therapieansätzen in den letzten Jahrzehnten ähnliche Konzepte entwickelt: Fühl-Denk-Verhaltensprogramme von Luc Ciompi (1982; 1988), Ego-States (Watkins u. Watkins 2003), Schemamodi (Young 2005), Seiten/Anteile (Schmidt 2004) oder die jeweils typischen

Konstellationen von Selbstrepräsentanz, Objektrepräsentanz und Affekt, den sog. S-A-O-Units in der Objektbeziehungstheorie nach Otto Kernberg (1978). Der wesentliche Unterschied bei aller Ähnlichkeit dieser Konzepte besteht in der beschriebenen Komplexität der einzelnen »Zustände« oder Anteile. »Während in der Konzeptualisierung Kernbergs die Triade aus gerade aktualisiertem Selbst- und Objektbild und zugehörigem Affekt das jeweils aktuelle psychische Erleben bestimmt (ähnlich übrigens wie die Fühl-Denk-Verhaltens-Programme bei Ciompi), nehmen in anderen Theorien diese States eher den Charakter von Teilpersönlichkeiten an« (Wagner u. Russinger 2016, S. 69).

Deissler und Gergen (2004, S. 11) bezeichnen die »innere Vielstimmigkeit« als eine Prämisse postmoderner Beratung und Therapie: »Damit ist die Auffassung gemeint, dass ein Mensch kein einheitliches (monolithisches) Selbst hat, sondern sich aus vielen Selbsten bzw. eigenständigen Anteilen des Selbst zusammensetzt, die sich in unterschiedlichen Kontexten zeigen (…). Diese unterschiedlichen Selbste können in unterschiedlicher Qualität miteinander im Gespräch sein.«

Aus den therapiespezifischen unterscheidbaren Auffassungen von »Teiletherapie«, die heute auf dem Markt sind, lassen sich dennoch idealtypische Interventionsschritte ableiten, auch wenn jede »Teiletherapie« andere Schwerpunkte setzt. Die Schritte im Einzelnen sind:

1) Identifikation eines oder mehrerer Anteile im psychischen Innenraum: In der Regel fokussiert der Klient auf »Problem-« oder »Ressourcenanteile«.
2) Externalisierung: Benennung, Symbolisierung, Personifikation durch den Klienten
3) Interaktion mit dem Anteil: Wahrnehmung, Befragung, Begegnung
4) Reframing: »Würdigung« der positiven Absicht
5) System: Förderung der Interaktion zwischen den Teilen
6) Integration: Corporate Identity, Synergie
7) Metaebene: Reflexion auf der bewussten Ebene

Aus konstruktivistischer Sicht geht es mir in diesem Buch nicht um eine etwaige empirische Nachweisbarkeit des Konzepts von inneren Teilen oder Seiten eines Klienten, sondern um dessen Viabilität für beraterische und psychotherapeutische Ziele. Das Teilekonzept ist aus meiner Sicht wie jede Psychotherapie ein Mittel zum Zweck – und der wohlgemeinte Zweck ist die Ermöglichung und Steigerung von Wahlfreiheit beim Denken und Handeln im Klientensystem. Wenn ich im Sinne von Maturana und Varela (2009) ganz konstruktivistisch nach der Möglichkeit der strukturellen Koppelung frage, also danach, ob das »Teiledenken« nahtloser und hilfreicher an die Sprachwelt des Klienten andockt als z. B. psychoanalytisches Denken, dann würde ich das nach meiner langjährigen Erfahrung unbedingt bejahen. Umgangssprachliche Metaphern wie »Zwei Herzen schlagen in meiner Brust« (Hamlet), »Ich bin manchmal gar nicht meiner Meinung« (Woody Allen) oder »Mein inneres Hin und Her« lassen sich gut nutzen, um dem Klienten psychoedukativ das Denken in Teilen nahezubringen. Wenn beim Klienten erst mal die Angst verflogen ist, dass er deswegen gleich als verrückt erklärt werden könnte, eröffnet das Teilemodell einen kreativen Spielraum für beide – den Patienten und den Therapeuten.

2 Was ist hypnosystemisch an der Hypnosystemik?

»Den Begriff ›hypnosystemisch‹ habe ich um das Jahr 1980 vorgeschlagen, um ein Modell zu charakterisieren, das versucht, systemische Ansätze für Psychotherapie und Beratung (Coaching, Teamentwicklung, Organisationsentwicklung) mit den Modellen der kompetenzaktivierenden ericksonschen Hypno- und Psychotherapie zu einem konsistenten Integrationskonzept auszubauen (welches auch hilfreiche Aspekte aus anderen Ansätzen mit einbezieht, die mit diesen Konzepten kompatibel sind und sie bereichern, z. B. aus Psychodrama, Körpertherapien u. a.)« (Schmidt 2005, S. 7).

Da beide Therapieansätze laut Schmidt von teilweise identischen Grundannahmen ausgehen, sprach für ihn vieles dafür, die beiden Modelle seelischen Erlebens in der »hypnosystemischen Therapie« zusammenzuführen. Für uns Psychotherapeuten war es Ende des letzten Jahrhunderts sehr befruchtend, dass sich durch das innovative Denken des US-amerikanischen Psychiaters und Hypnotherapeuten Milton Erickson (1901–1980) zwei neue Perspektiven eröffneten: Die bis dato geltende psychoanalytische Tradition wurde infrage gestellt (z. B. die Bewertung der Dissoziation und die Rolle des Unbewussten), und das althergebrachte Verständnis von »Hypnose« wurde modernisiert und dadurch radikal verändert. Für Milton Erickson verfügt das Unbewusste über einen unendlichen Schatz an Kreativität und Ressourcen, der Zugang zu diesem kreativen Unbewussten ist aber durch unseren analytischen Verstand verschüttet. Daher galt es, Wege zu finden, die vorherrschende Position des Verstandes in den Hintergrund zu stellen – z. B. durch Tranceinduktion. Dies passt zur modernen Hirnforschung, die von Neuroplastizität spricht.

Nach Schmidt stehen drei gemeinsame identische Grundannahmen der zwei Modelle im Vordergrund:

- In der systemischen wie in der Hypnotheorie Milton Ericksons werden alle Lebensprozesse als Ausdruck von regelhaften Mustern beschrieben. »Unter ›Muster‹ wird dabei verstanden die Verkoppelung, Assoziation, Vernetzung von diversen sogenannten Elementen des Erlebens. Damit sind z. B. gemeint Kognitionen, Verhaltensbeiträge, die Art der Kommunikation, emotionale Reaktionen, aber auch physiologische Reaktionen wie Atmung, Körperhaltung etc., ebenso Faktoren wie Ort, Zeit, Beteiligte einer Situation etc.« (Schmidt 2005, S. 7–8).
- Beide Modelle verstehen lebende Systeme als sich selbst autonom organisierend: Autopoiese.
- In beiden Therapiemodellen gibt es ein fast gleichlautendes Verständnis davon, wie Veränderung im Therapieprozess geschieht. Vereinfacht gesagt: durch das Einführen von Unterschieden in den Mustern der Klienten. Damit wirksame Veränderungen angeregt werden, muss dann auch nicht ein ganzes Muster verändert werden, sondern es genüge meist, Unterschiede in einem oder mehreren Elementen, oder in den Verknüpfungsstellen in ihm einzuführen (ebd., S. 8).

Hypnosystemische Psychotherapie ist demnach eine Arbeit sowohl mit interaktionellen (systemisches Modell) als auch internalen und intrapsychischen Mustern (Hypnotherapie). Veränderung geschieht in der hypnosystemischen Arbeit durch Unterschiedsbildung in den Mustern, und somit durch die Neuausrichtung der Aufmerksamkeit auf ein anderes, d. h. zielführenderes Erleben, Fühlen oder Verhalten des Klienten.

Wir finden aber auch Unterschiede, die sich vor allem in der Praxis bei den Therapieinterventionen auswirken können:

- Trance ist das Vorherrschen von unwillkürlichem Erleben.
  - Hypnotherapeutisch gesehen bedeutet das aber etwas ganz Umfassendes, nämlich die Fokussierung der Arbeit auf die unwillkürlichen Prozesse.
  - In Erweiterung dazu heißt hypnosystemisches Arbeiten: Erkunden, wie die unwillkürlichen Prozesse in eine optimale Koordination mit willkürlichen Prozessen kommen können.

Ich will nun das Letztere weiterdenken, denn es hat eine massive Auswirkung auf die Frage, wie nun in der Hypnosystemik »Veränderung« im Klienten entsteht? Die Schritte sind hierbei: Annehmen der unwillkürlichen Prozesse, mitgehen mit ihnen und sie dann so behandeln, dass sie in eine optimale Kooperation mit den willentlich bewussten Prozessen kommen können – sodass das System mehr integriert und die Synergie zwischen Teilkräften der Person zur Weiterentwicklung zur Verfügung steht. Das heißt, es reicht *nicht* aus, nur mit den unwillkürlichen Prozessen zu arbeiten, sondern man muss diese auch mit den willkürlichen verbinden. Ich bitte Sie, das im Gedächtnis zu behalten, denn es wird ein entscheidender Punkt werden, wenn ich Ihnen meine Konzepte einer hypnosystemischen Teiletherapie vorstelle.

Wenn wir nun unsere Teiletherapie nach diesen Grundmustern der Hypnosystemik ausrichten wollen, sollten wir prüfen, wie wir die oben gemachten Grundaussagen in die Praxis umsetzen können, um so Vorbilder zu generieren, die wir bei einer hypnosystemischen Teiletherapie nutzen können. Und immer wieder erkunden wir die Möglichkeiten, wie die unwillkürlichen Prozesse in eine optimale Koordination mit willkürlichen Prozessen kommen können, wir orientieren uns nicht nur an den in der Trance generierten Mustern (Bilder, Gefühle, Körperempfindungen), sondern stärken eine bewusste Steuerung dieser Prozesse durch die höheren Bewusstseinsebenen des präfrontalen Kortex, dem bewussten Ich des Klienten. In diesem Sinne arbeitet die Hypnosystemik auf zwei Ebenen:

- die Kreativität des Unbewussten fördern, die Intuition der Weisheit des Organismus (bottom-up) nutzen *und*
- diese Prozesse durch bewusstseinsfähige Regulationszentren (top-down) steuern und eingrenzen.

Aber davon später mehr.

2.1 Die Praxologie der hypnosystemischen Therapie

Hypnosystemische Praxis ist einer Reihe von Grundüberzeugungen verpflichtet, die ich im Folgenden kurz aufführen möchte.[2]

1) Im Mittelpunkt steht die *Kooperation* zwischen Patient und Therapeut. Durch Aufmerksamkeitslenkung (Tranceübungen) gibt der Therapeut dem Klienten Hilfestellungen bei der Selbstentdeckung seiner einzigartigen und persönlichen Realitätskonstruktionen. »Ich zeige dir, wie der Weitsprung geht, aber springen musst du selbst.« Ziel ist ein Verständnis der eigenen Psycho-Logik und Selbst- sowie Weltkonstruktion.
2) Die durchgehende Grundhaltung des Therapeuten ist *Wertschätzung auf Augenhöhe*. Wenn ich nicht schlauer, klüger und wertvoller bin als der andere, sondern nur anders, dann kann ich auch nicht wissen, was dem Patienten guttut, was er braucht, um zu genesen. Alles, was ich tun kann, ist, Angebote zu machen (Realitätenkellner). »Es gibt keine Abwehr, sondern nur unpassende Interventionen«, lautet einer der Grundsätze hypnotherapeutischen Handelns nach der Schule Milton Ericksons (s. dazu ausführlich Hantke 2002).
3) Das vom Patienten angebotene *Problem beinhaltet schon die Lösung*. Die Grundprämisse ist, dass Probleme autohypnotisch erzeugt werden, indem die Wahrnehmung eingeengt wird, das nennt Gunther Schmidt eine Problemtrance – Trance deshalb, weil alles ganz unwillkürlich abläuft, wie in einer Hypnose. Der Therapeut macht Angebote zur Lösungstrance, indem er für eine Fokussierung auf mögliche Lösungen und auf die Ressourcen sorgt. In der hypnosystemischen Therapie wird die Fokussierung auf die Lösung unter anderem durch Tranceinduktionen angeregt. Außerdem spielen folgende Methoden eine wichtige Rolle:
   a) **Pacing:** sich auf die Problemmuster und Sinnkonstruktionen des Klienten einstellen und ihn dort begleiten, ohne etwas infrage zu stellen oder zu kritisieren

2 Die Aufzählung orientiert sich an Lydia Hantke (2002).

b) **Leading:** den Klienten in seinen Problemmustern abholen, um ihm dann Einladungen zur Veränderung anzubieten. Gunther Schmidt: »Ich bin nur Kellner von Möglichkeiten, Sie dürfen sich bedienen.«
c) **Symptomverschreibung:** Einladung, das Symptom bewusst einzusetzen, um dem unwillkürlichen Auftreten des Symptoms zuvorzukommen
d) **Paradoxe Intervention:** dem Symptom (Problem) einen neuen, ungewohnten Rahmen geben (Reframing)
e) **Geschichten erzählen:** Geschichten, die in irgendeiner Weise Lösungen beinhalten
f) **Fragen nach Ausnahmen:** Lenkung der Aufmerksamkeit auf problemfreiere Bereiche, auf Augenblicke, wo das gewünschte Erleben schon sichtbar war (Reise in die Lösungszeit)
g) **Dissoziation:** Verlagern von negativ besetzten Bedeutungsinhalten nach außen in den Raum (Diaprojektor, Externalisierung), Arbeit mit Bildschirmtechnik oder Stühlen (Monodrama nach Jacob Moreno 1974)

4) Die Theorie der Kybernetik zweiter Ordnung: Daraus abgeleitet müssen wir leider zu der Erkenntnis kommen, dass wir einander ohnehin nicht »verstehen« können. »Die Bedeutung der Botschaft bestimmt der Empfänger«, und wir können uns nur bemühen, die Wahrscheinlichkeit zu erhöhen, dass der Klient unsere Botschaft als hilfreich erlebt. »Wenn er meinen Interventionen die Bedeutung zuweist, sie seien gegen ihn gerichtet, dann ist es mein Job, in aller Demut nach neuen Möglichkeiten der Annäherung und Präsentation zu suchen« (Hantke 2002). Unsere Frage lautet deshalb: »Welche *Auswirkungen* hat es für Sie, so oder so über das zu denken, was ich gesagt habe?«
5) Ohne den *Kontext*, z. B. Familie, Umfeld, Glaubenssysteme geht nichts: Noch einmal ist das Wissen von Kybernetik zweiter Ordnung hier wichtig, schreibt Hantke: »Aber es ist praktisch, wie sich die Theorie um die Ausbildung von Systemen mit der entwicklungstheoretischen Erkenntnis trifft, dass ein

Mensch ohne andere Menschen kein Mensch wird, sondern ein Wolf, ein Elefant oder ein Huhn« (Hantke 2002).

6) Das für mich spannende an diesem Ansatz ist, dass wir durch diese eben beschriebenen Grundüberzeugungen und die Nutzung hypnosystemischer Konzepte die Klienten darin unterstützen können zu lernen, wie sie ihre Wahrnehmung bewusst so organisieren und beeinflussen können, dass ein positives Erleben erzeugt wird. Dabei nutzt der hypnosystemische Ansatz in der Folge von Milton Erickson hauptsächlich natürlich und spontan auftretende Tranceprozesse in der Therapie (»Wachtrancen«), aber auch die formalen Einleitungen tiefer Trancen durch einen hypnotischen Monolog des Therapeuten sind für mich mögliche Optionen, vor allem bei der Arbeit mit inneren Anteilen. Um die Selbstwirksamkeit des Klienten zu fördern und einer Abhängigkeit vom Therapeuten vorzubeugen, ist es wichtig für den Klienten zu lernen, wie er aus Zwickmühlensituationen und Problemtrance-Prozessen aussteigen kann. Dabei fokussieren wir darauf, wie er durch Aufmerksamkeitslenkung gesundheitsförderliche neuronale Kompetenznetzwerke selbstständig aktivieren kann, um so seine Wahrnehmung von zielführendem Erleben und Verhalten autonom, eigenständig und nachhaltig zu erhöhen.

3 Die Ego-State-Therapie als Beispiel für ein Teilekonzept

Die von John und Helen Watkins in der 70er-Jahren des letzten Jahrhunderts entwickelte »Ego-State-Therapie« ist ein Verfahren innerhalb der hypnotherapeutischen Therapiefamilie. Aber die klassische Version dieser Therapie ist in ihrem Denken nicht hypnosystemisch und in ihrer Theoriebildung heute als Hypnoanalyse aus dem letzten Jahrhundert veraltet – sie bedarf einer Weiterentwicklung. Für mich ist sie aber weiterhin eine sehr hilfreiche Methode zur Behandlung schwer gestörter traumatisierter Klienten und »ein Instrumentarium therapeutischer Vorgehensweisen und Strategien« (Watkins u. Watkins 2003, S. 23), allerdings kein geschlossenes Theoriekonzept.

Ich stelle sie hier dennoch vor, weil ich Ihnen einen Eindruck vom Teiledenken an sich vermitteln will und ich mich durch meine Weiterbildung in der Ego-State-Theorie darin – im Gegensatz zur Transaktionsanalyse oder der Schematherapie usw. – am besten auskenne. Wenn man die Unterschiede im Denken markiert, wird es leichter, die hypnosystemische Teiletherapie davon abzugrenzen – frei nach dem Filmtitel *Same same but different*, einer leidvollen Liebesgeschichte zwischen zwei jungen Menschen aus zwei unterschiedlichen Welten und unvereinbaren Denkmustern – Deutschland und Kambodscha.

Beginnen wir mit einer eher poetischen Einstimmung:

> »Jeder von uns ist mehrere, ist viele, ist ein Übermaß an Selbsten. Deshalb ist, wer seine Umgebung verachtet, nicht derselbe, der sich an ihr erfreut oder unter ihr leidet. In der weitläufigen Kolonie unseres Seins gibt es Leute von verschiedenster Art, die auf unterschiedlichste Weise denken und fühlen« (Fernando Persona, 1932).

3.1 Ego-State-Therapie – ein Mixtum compositum

Wie der Name Ego-State ausdrückt, bezeichnet man damit einen erworbenen Ichzustand oder eine Teilpersönlichkeit, die je nach sozialer Interaktion oder subjektiver Befindlichkeit mit spezifischen beobachtbaren Fähigkeiten und Ausdrucksformen aktiv ist. So habe ich, Jochen Peichl, neben dem zurzeit exekutiven Ichzustand des schreibenden Theoretikers noch eine ganze Reihe von Anteilen in mir, z. B. einen Hobbykoch, einen Weltenbummler, einen Spaßvogel, aber auch einen oft ungeduldigen kleinen Jungen. In der Regel leben wir alle gut mit unseren Inneren Teams und merken das Wechseln zwischen den Ichzuständen gar nicht – höchstens vielleicht als Stimmungsschwankungen.

In der Literatur findet sich immer wieder der Versuch, die unendlich große Vielfalt an Ego-States (EST) in Gruppen zu ordnen. Folgende Gruppen werden beschrieben:

- ressourcenreiche Anteile
- durch Trauma verletzte, abgespaltene oder unterdrückte Anteile
- symptomtragende Anteile
- verfolgende und »bösartige« Anteile
- Anteile, die unbewusst sind und traumatische Erfahrungen aufbewahren

Jeder erfüllt in einem ganzheitlichen Sinne eine Funktion im inneren System und verfolgt eine konstruktive Aufgabe – alle Teile sind gekommen, um zu helfen.

Eine Einteilung nach der Phänomenologie möchte ich noch ergänzen:

- bewusst zugänglich versus unbewusst, nur durch Hypnose zu aktivieren
- biografisch belegbare Ego-States versus Ego-States mit Funktionen und Stärken ohne biografischen Bezug (z. B. »die innere Stärke«, »die innere Weisheit«)
- positiv unterstützende versus scheinbar übelwollende, destruktive States

Ego-State-Therapie ist in der Diktion ihrer Schöpfer Helen und John Watkins eine hypnoanalytische Methode, die die Arbeit mit »Ego-States« in das Zentrum ihrer Hypothesen über den Aufbau und die Funktionen der menschlichen Psyche setzt – im Gegensatz zur Transaktionsanalyse, die viel breiter aufgestellt ist. Die Ego-State-Therapie, so heißt es, versteht sich als »tiefenpsychologisch fundierte Handhabung von Hypnose« (Zindel 2001, S. 325; s. auch Watkins 1992) – eine Aussage, die nicht ohne ist, zumal es scheint, dass die tiefenpsychologische Orientierung in der Gemeinde der EST-Therapeuten über die letzten Dekaden immer mehr verloren gegangen ist – zugunsten der Zunahme ericksonscher Paradigmen.

Die Ego-State-Therapie der beiden Watkins ist an sich ein Mixtum compositum aus folgenden Konzepten:

- Konzept der Ichzustände des Psychoanalytikers und Freudschülers Paul Federn und seines Kollegen Eduardo Weiss
- Konzept der psychischen Energien aus der Frühphase der Psychoanalyse und dessen Erweiterung in Richtung Ich- und Objektbesetzung durch Paul Federn
- Hilgards Neodissoziationstheorie und seine Untersuchungen zum »Hidden Observer«
- Theorie der Dissoziationen von Pierre Janet
- Konzepte aus der Familien- und Gruppentherapie und dem Monodrama nach Jacob Moreno

Die Watkins strebten es an, eine Theorie zu erarbeiten, »welche eine Brücke herstellen kann zwischen dem normalen Funktionieren der Persönlichkeit und den extremen Formen der Dissoziation, wie sie sich bei den Multiplen Persönlichkeitsstörungen, den Amnesien und den Fugue-Zuständen finden« (Watkins u. Watkins 2003, S. 14). Für dieses Kontinuum zwischen adaptiver Differenzierung und pathologischer Aufspaltung spielt die Dissoziation eine entscheidende Rolle. Was die Dissoziation angeht, beruft sich Watkins auf die Forschungstradition von Janet (1889) und Hilgard (1986), die man als »Konkurrenzunternehmen« zum freudschen Ansatz auffassen kann. Auch hier scheint das tiefenpsychologische Denken in den letzten Jahren dem hypnotherapeutischen zu weichen – eine Tendenz, die generell für die Traumatherapie gilt, seitdem sich Ellert Nijenhuis und Kollegen (2008) in der »Strukturellen Dissoziationstheorie« wieder auf Pierre Janet und nicht mehr auf Freud berufen.

3.2 Ego-States: ontologische oder epistemologische Konstrukte?

Haben die Ego-States wirklich eine ontologische Wirklichkeitsberechtigung? Werden Ego-States durch die Hypnose aufgedeckt oder erzeugt? Bei Klienten mit »Multipler Persönlichkeitsstörung« (MPS)[3] scheint die Antwort für Watkins & Watkins klar: Hier bräuchten wir keine Hypnose, da die Persönlichkeitsanteile (engl. »alters«) spontan auftreten – was nach meiner Erfahrung so nicht stimmt.

Und bei uns »Normalneurotikern«? Bei suggestiven Fragen ist Vorsicht geboten, um nicht »künstliche Gebilde« hervorzubringen. Über Ichzustände bei Normalpersonen schreibt Watkins: »Die Anerkennung der Tatsache, dass solche Entitäten (!) in normalen Individuen existieren (!), ist nicht ohne bedeutsame Konsequenzen für die Theorie und Therapie der menschlichen Persönlichkeit« (Watkins u. Watkins 2003, S. 126, Hervorhebung d. Autors). Auf diese Neigung der Ego-State-Therapeuten zur Ontologisierung und Reifikation möchte ich später noch eingehen, da diese immer wieder für Diskussionen und Ablehnung durch die Hypnosystemik sorgt.

Die Ego-State-Theorie, wie sie von Watkins konzipiert und von seinen Schülern noch heute gelehrt wird, ist ein Therapiemodell, in dem die Begegnung mit den inneren Anteilen in einem Zustand der Trance (meist nach formaler Tranceinduktion) den zentralen Aspekt darstellt. Diese Art der Beziehungstherapie innerer Anteile wird als extrem heilsame Kraft verstanden. Es geht

3 heute: Dissoziative Identitätsstörung (DIS).

um einzelne Anteile (Ego-States), ihre spezifischen Funktionen, ihre Geschichte in der Biografie, ihre Grundbedürfnisse und ihr Entwicklungsniveau. Diese Fokussierung auf die einzelnen Ego-States und das Individuelle ihrer Entität unterscheidet sich deutlich von der Zielrichtung einer hypnosystemischen Teiletherapie – wie ich in den folgenden Kapitel noch ausführen werde. Der Unterschied lässt sich folgendermaßen verdeutlichen: Ego-State-Therapie ist im Kern ein tiefenpsychologisches, an der Genese orientiertes und monolineares Konzept. Genuin systemische und konstruktivistische Überzeugungen (z. B. Kybernetik zweiter Ordnung) spielen kaum eine Rolle.

Der Dissoziationsbegriff

Dissoziation ist ein Konstrukt, dem viele Modellvorstellungen zugrunde liegen. In der Lesart der Watkins stellen »Differenzierung und Dissoziation einfach einen verschiedenen Grad des ›Trennungs- und Unterscheidungsprozesses‹ dar« (Watkins u. Watkins 2003, S. 48). In einem Kontinuumsmodell ist Differenzierung eine nützliche Fähigkeit zur adaptiven Anpassung – die extreme Form der Differenzierung, die Dissoziation, aber pathologischen Ursprungs. Diesem sog. quantitativen Modell der Dissoziation widersprechen aber Studien, die von einem qualitativen Unterschied zwischen normaler Absorption oder Alltagstrance und der pathologischen Dissoziation bei dissoziativen Persönlichkeitsstörungen (Taxon-Modell) ausgehen (Waller, Putnam u. Carlson 1996). Dieser Streit durchzieht bis heute alle Lehrbücher über Dissoziation und Trance, und es bedarf sicher noch weiterer wissenschaftlicher Klärung.

Für Watkins ist ein Hin-und-her-Switchen zwischen verschiedenen States im Alltag – z. B. zwischen Konzentration auf eine Arbeitsaufgabe am Schreibtisch und dem plötzlichen Telefonat mit der Freundin – eine hilfreiche Möglichkeit der Anpassung an den Lebensalltag. Schwierig ist hingegen eine Starrheit in der Aufgabenbewältigung. Denken wir an das Motto von Paul Watzlawick: »Wer nur einen Hammer hat, für den ist die Welt ein Nagel.«

Ziel jeglicher Ego-State-Therapie ist es nicht, die »Entitäten« in eine umfassende Persönlichkeit zu integrieren oder gar einzelne widerständige Anteile aufzulösen, sondern die »Starrheit der Grenzen zwischen den Ich-Zuständen« (Watkins u. Watkins 2003, S. 56) zu lockern und gegenseitiges Verständnis zu fördern. Aus diesen und ähnlichen Formulierungen (Verhandlungsmetapher) bei Watkins spricht die von Hilgard und Janet hergeleitete Überzeugung, dass die Dissoziation als sinnvoll und konstruktiv anzusehen ist und nicht als ein Abwehrmechanismus (Kriegsmetapher) wie in der Psychoanalyse.

Schon Janet fand in der Arbeit mit seinen oft traumatisierten Patienten zu der Einsicht, dass sich eine neurotisch bedingte Dissoziation rückgängig machen lässt, wenn man nur deren Struktur und Funktion für den jeweiligen Patienten ergründen kann – eine Überzeugung, die in der hypnosystemischen Teiletherapie in der Frage nach der »guten Absicht« eines »Problemteiles« ihre Fortsetzung findet. Janets »Automatismen« als »Speicher vergangener Integrationsleistungen« (Hantke 1999, S. 68), die in ihrer Gesamtheit von Fühlen, Denken und Handeln der Konzeption der Ichzustände ähneln, waren durchaus »normale« kognitive Vorgänge. Sie waren für Janet nur dann problematisch, wenn sie sich im Sinne einer Aktualsynthese nicht mehr in Verbindung mit neuen Informationen bringen lassen und sich dissoziativ verselbstständigen (Janet 1893, x, xix, xi). Im Gegensatz zu Freud ist für Janet nicht der Inhalt des abgespaltenen Materials konfliktdynamisch wirksam, sondern deren mangelnde Kommunikation und Integration (Hantke 1999, S. 108; Baur 2006, S. 126). Freud, der nach seinem Aufenthalt in Paris an der Salpêtrière noch an Janets Auffassung von Dissoziation anknüpfte, ersetzte diese spätestens ab 1905 allmählich durch das Postulat einer absichtlichen, aktiven Verdrängung durch ein unbewusstes Ich (Freud 1905, S. 53 ff.). Später war es dann Ernest Hilgard, der sich in seinen Arbeiten dafür aussprach, den Begriff der Dissoziation beizubehalten und ihn nicht zugunsten der Verdrängung aus der psychoanalytischen Terminologie zu verbannen.

Im Gegensatz zur Transaktionsanalyse und zur Schematherapie ist die Tranceerfahrung des Klienten in der Ego-State-Therapie von ausschlaggebender Wichtigkeit. Das heißt, es geht nicht darum, sich die inneren Anteile nur vorzustellen, sie also zu visualisieren, sondern darum, durch einen »State-Wechsel« der innere Anteil zu *sein* – so zu empfinden und zu erleben. Dazu setzt man bevorzugt die formale Trance ein, um im Erleben »drin zu sein«, eine viel stärker primärprozesshafte Erfahrung als ein eher sekundärprozesshaftes Sichvorstellen und Darübererzählen – um eine psychoanalytische Kategorie zu gebrauchen. Der Wechsel in einen anderen, z. B. ressourcenreichen State erzeugt dann die sog. »duale Aufmerksamkeit«. »Ego State Therapie mit ihrer inhärenten Erzeugung einer dualen Aufmerksamkeit (Trauma versus Gegenwartsmoment) kann einfache Traumata verändern und ist eine wesentliche Komponente in der Arbeit mit komplex Traumatisierten« (Shapiro 2016, S. 102). An diesem Punkt können wir schon mal einen prominenten Erinnerungsmarker setzen: Das wird ein essenzieller Unterschied zum Konzept der hypnosystemischen Teiletherapie werden – diese denkt immer vom steuernden, bewussten Ich her, und es geht nicht primär um ein Erleben in einem alternativen Bewusstseinszustand (Anteil) wie in der Ego-State-Therapie.

So weit ein Einblick in eine der zurzeit populärsten Teiletherapie-Methoden im deutschen Sprachraum (meine kritischen Anmerkungen dazu s. Peichl 2018, S. 117 ff.).

4 Die Musterbildung und ihre Veränderung

Für eine erfolgreiche Anpassung an die Umwelt ist für uns Menschen – und nicht nur für uns hochentwickelte Säugetiere – Folgendes ganz zentral: Aus der unfassbaren Komplexität einer (physikalisch-chemischen) Reizwelt müssen wir uns durch Reduktion in Form von sinnhafter Ordnungs-, Muster- und Regelbildung eine überschaubare einfache Lebenswelt gestalten. Diese Funktion übernimmt der Thalamus im Gehirn – ein der Großhirnrinde vorgeschalteter Filter, der alle eingehenden Informationen verarbeitet, bevor sie zur Großhirnrinde weitergeleitet werden. Deshalb bezeichnet man den Thalamus auch als »Tor zum Bewusstsein«. Mit seinen verschiedenen Kerngebieten im Zwischenhirn entscheidet er, welche der eingehenden Informationen im Augenblick für den Organismus so wichtig sind, dass sie ins Bewusstsein gelangen sollen – es heißt, an dieser Stelle können bis zu 80 % der eingehenden Reizdaten ausgefiltert werden.

4.1 Musterbildung in der Hypnosystemik

Um Muster zu generieren, ist es wichtig, dass wir uns in einer ständig sich verändernden Welt Stabilität vermitteln und gleichzeitig die Muster so offenhalten, dass sie adaptiv veränderbar bleiben. Ein weiterer Punkt ist, dass die historische Perspektive eine wichtige Rolle beim Verstehen dessen spielt, wie die Muster entstanden sind, weil nur dadurch ein Verständnis von kulturellen Erklärungsmustern, Metaphern, Narrationen und Erklärungsprinzipien möglich wird.

Im Lexikon findet sich unter »Muster« eine Vielzahl von Definitionen. Für unsere Überlegungen sei diese erwähnt:

> »2) *übertragen*: ein Handlungsablauf oder eine Denk-, Gestaltungs- oder Verhaltensweise, die zur gleichförmigen Wieder-

holung (Reproduktion) bestimmt ist«.[4] Als Synonym wird der Begriff »Schema« vorgeschlagen.

Alle Lebensprozesse lassen sich nach Schmidt als Ausdruck von regelhaften Musterbildungen in der Gegenwart beschreiben. Zur Erinnerung noch einmal sein Statement auf den Punkt gebracht:

»Unter ›Muster‹ wird dabei verstanden die Verkoppelung, Assoziation, Vernetzung von diversen sogenannten Elementen des Erlebens. Damit sind z. B. gemeint Kognitionen, Verhaltensbeiträge, die Art der Kommunikation, emotionale Reaktionen, aber auch physiologische Reaktionen wie Atmung, Körperhaltung etc., ebenso Faktoren wie Ort, Zeit, Beteiligte einer Situation etc.« (Schmidt 2005, S. 7–8). Und über den innerpsychischen Veränderungsprozess in der Therapie schreibt Gunther Schmidt: »Wenn Erleben (individuell und interaktionell) als Ausdruck von regelhaften Mustern dargestellt werden kann, also von Assoziationsnetzwerken, die ja immer wieder aktuell abgerufen werden, also nicht grundsätzlich in sich stabil sind, dann heißt Veränderung allgemein ausgedrückt nichts anderes als das Einführen von Unterschieden in diese Muster« (Schmidt 2005, S. 8) (s. dazu Abb. 1).

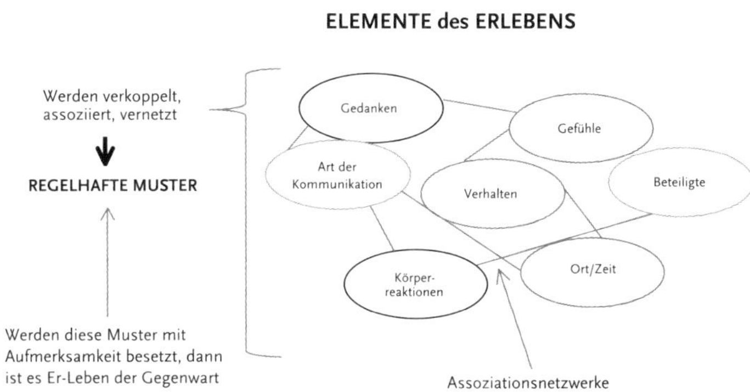

Abb. 1: Elemente des Erlebens

4 http://www.wortbedeutung.info/Muster/ [17.8.2018].

Um Veränderung anzuregen, muss man auch nicht ein ganzes Muster verändern, sondern es genügt meist, Unterschiede in einem oder mehreren Elementen oder Verknüpfungsstellen in ihm einzuführen und somit Wechselwirkungen im ganzen Muster zu initiieren – so weit die Diktion der Hypnosystemik nach Gunther Schmidt.

Diese Muster oder Schemata sind aber keine zeitüberdauernden Strukturen, sondern sie werden in der Gegenwart immer wieder neu erzeugt – so der Satz: »… die ja immer wieder aktuell abgerufen werden, also nicht grundsätzlich in sich stabil sind …« (ebd.). Diese Erkenntnis leitet sich aus der Kybernetik zweiter Ordnung her, wo es heißt: Aus Sicht der Systemtheorie (oder auch »Kybernetik zweiter Ordnung«) sind lebende Systeme »autopoietische« Systeme, d. h., sie bringen sich von Moment zu Moment selbst hervor. Das Gehirn, so wissen wir, lebt nur in der Gegenwart, und diese Gegenwart ist ca. 5–8 Sekunden lang – alles danach ist Erinnerung und somit Vergangenheit.

»Gerade die Erkenntnisse der Autopoieseforschung und der modernen Hirnphysiologie zeigen ja, dass die Einflüsse von Kontextbedingungen im System zwar sehr wichtig sind, ein individuelles lebendes System aber dennoch sein Erleben völlig autonom in seiner inneren, strukturdeterminierten Selbstorganisation bestimmt, also letztlich niemals zu einem bestimmten Erleben gezwungen werden kann (›Es gibt keine instruktiven Interaktionen‹)« (Schmidt 2004, S. 39).

Diese Idee, festgefügte Muster in einem Menschen so zu irritieren, dass etwas Neues entstehen kann, hat für mich Parallelen zu dem Konzept der inneren Anteile, die man sich ja auch als solche vernetzten Muster aus Denken, Fühlen, Handeln usw. vorstellen kann. Ich erinnere hier an Erik Berne, den Erfinder der Transaktionsanalyse (TA), wenn er schreibt: Ein Ichzustand in der TA ist definiert als »ein durchgängiges Muster von Fühlen und Erleben, das direkt mit einem ebenso durchgängigen Muster von Verhalten verbunden ist« (Berne 1966a, S. 364).

Die Gründer des Neurolinguistischen Programmierens (NLP), Richard Bandler und John Grinder, studierten und kopierten die

Technik von Milton Erickson – aber auch die von Fritz Perls und Virginia Satir –, um daraus die Methode des NLP zu entwickeln. Ihnen ist es aber zu verdanken, dass sie die Art und Weise, wie Erickson mit hypnotischer Sprache arbeitete, in einem eigenen Modell, dem Milton-Modell, beschrieben haben und wichtige Erkenntnisse über »Muster« und »Musterbildungen« in der Therapie in ihrem Buch *Patterns* (Bandler u. Grinder 1996) veröffentlichten.

4.2 Was sind Muster und woraus bestehen sie aus der Sicht des NLP?

Robert Dilts, Richard Bandler und John Grinder führen aus, dass »… unser gesamtes äußerliches Verhalten durch interne Verarbeitungsstrategien kontrolliert und bestimmt wird. Jeder Mensch hat bestimmte Strategien, um sich z. B. morgens zum Aufstehen zu motivieren, um am Arbeitsplatz Tätigkeiten an Angestellte zu delegieren, für das Lernen und Lehren, um geschäftliche Verhandlungen zu führen« (Dilts, Bandler u. Grinder 1994, S. 45).

In diesem zitierten Zusammenhang sprechen die Autoren von Mustern im Sinne von handlungsleitenden Strategien. Gemeint sind weitgehend unbewusste und stark automatisierte Abläufe. Dazu gibt es das immer wieder zitierte Beispiel: Streckt jemand einer anderen Person die offene Hand entgegen, wird dieser in aller Regel und ganz automatisch die eigene Hand zum Händeschütteln reichen. Solche Abläufe und Verhaltensweisen sind erlernt und durch häufige Wiederholung in unserem Gehirn als neuronale Netzwerke verankert (Musterbildung). Oft genügt ein einziger Impuls, um das Muster zu aktivieren. Bei einer symmetrischen Eskalation nach Paul Watzlawick (2016) reagiert ein geprägtes Muster der Person A auf ein geprägtes Muster der Person B, und ohne die Möglichkeit der Distanzierung und Metakommunikation kommt es zu einer sich aufschaukelnden Eskalation: Wir nennen so etwas einen Teufelskreis.

Im Prinzip sind Automatismen und auf Abruf bereitliegende Reaktionsmuster hilfreich und notwendig, da wir dadurch bei oft lebensnotwendigen Aktionen nicht lange überlegen müssen.

Auf der anderen Seite sind automatische Abläufe häufig auch störend und kontraproduktiv, weil sie neue Verhaltensoptionen erst einmal verhindern.

4.3 Vom Muster zum Persönlichkeitsanteil

Menschliches Erleben können wir nun nach dem eben Gesagten als Ergebnis und Ausdruck von neurophysiologischen Netzwerken (Mustern) beschreiben, die durch Aufmerksamkeitsfokussierung aktiviert werden. Diese Aktivierung im Hier und Jetzt, so scheibt Gunther Schmidt, bestimmt und steuert bewusst oder meist unbewusst, was wir für unser »Er-Leben« halten, und wenn wir uns damit identifizieren, bestimmt es das Erleben, wer wir sind – zumindest in diesem Moment. Erleben wird manchmal willentlich, meist aber unwillkürlich (auf unbewusster Ebene) Sekunde für Sekunde durch Prozesse der Aufmerksamkeitsfokussierung neu erzeugt. Die so konstruierte und erlebte Erfahrung hat ihrerseits wieder Rückbezüge auf die Netzwerke und wirkt als Verstärkung der assoziativen Verbindungen (Musterstabilisierung).

Dieser Grundgedanke führt zu einer wichtigen Ebene hypnosystemischer Interventionen: Maßnahmen der Unterschiedsbildung in bisherigen Mustern sollen nun dazu dienen,

- die Aufmerksamkeit (bewusst und unbewusst, willkürlich und v. a. unwillkürlich) auf hilfreiche Erlebnisbereiche/Kompetenzen zu lenken und
- bisher vorherrschende unerwünschte Muster in ihrer unwillkürlichen Kraft zu schwächen bzw. zu unterbrechen (Fokus auf Wahlmöglichkeiten).

Somit ist die gezielte Fokussierung von Aufmerksamkeit in der Therapie von großer Bedeutung.

Zu dieser Aufmerksamkeitsfokussierung braucht es aber eine Seite in uns, einen inneren Beobachter, der die Aufmerksamkeit des inneren Systems fokussiert, sie auf bereits bestehende Muster ausrichtet oder aus sinnlichen Erlebniselementen neu zusammenfügt. »Als Aufmerksamkeitsfokussierung kann die selbst organisierte Form des assoziativen Zusammenfügens von sinnlichen Erlebniselementen bezeichnet werden (...). Erleben ist Ergebnis solcher selbst (auf willkürlicher und unwillkürlicher Ebene) zusammengefügter Muster« (Schmidt 2005, S. 34).

Diese sog. steuernde Seite (Beobachter, innere Steuerungsinstanz, Systemorganisator) assoziiert sich in variablen Kontexten mit verschiedenen Mustern, und das gerade dominante assoziierte Muster wird wortwörtlich zu unserem Er-Leben im Gegenwartsmoment – wir erleben uns, als seien wir so. So erzeugen wir durch Assoziation im Laufe der Zeit verschiedene Persönlichkeitszustände in uns oder schließen durch Dissoziation andere Muster aus.

> Mithilfe der inneren Steuerungsinstanz erzeugen wir durch Assoziation im Laufe der Zeit verschiedene Persönlichkeitszustände.

Unwillkürliche Prozesse auf Zwischenhirnebene sind immer schneller, wirksamer und ökonomischer als jede willkürliche Reaktion. Gehen unwillkürliche Prozesse einher mit dem Wollen des bewussten »Ich«, empfinden wir sie als angenehm (»Flow«). Meist läuft der Prozess der Assoziation aber unwillkürlich und nicht ichkontrolliert ab, und es setzen sich diejenigen Muster durch, die die höchste Garantie bieten, das »Problem« zu lösen. Das sind aber entwicklungsgeschichtlich schon früh im Leben gebildete »Überlebensstrategien« mit relativ starren und unreifen Lösungsstrategien – meist mit einem hohen Preis für den Klienten und oft in der Gegenwart parafunktional.

»Je nachdem, was durch Fokussierung gerade am meisten assoziiert wird, erleben wir uns (und Andere und die Welt) entsprechend anders. *Wir sind also quasi multiple Persönlichkeiten* (dies ist durchaus als wertvolles Potenzial gemeint). Eine zentrale Aufgabe ist es, dadurch jeweils eine optimale *koordinierende Steuerungsfunktion* in uns aufzubauen/zu aktivieren, welche die diversen ›Teilpersönlichkeiten/Potenziale‹ zu einer optimalen Synergie/›Orchestrierung‹ führen kann.«[5]

5 Gunther Schmidt: Handout meiner Weiterbildung 2007, Hervorhebung im Original.

Dieser letzte Satz beschreibt ein wesentliches Alleinstellungsmerkmal der hypnosystemischen Teiletherapie im Vergleich zu anderen Teilemodellen. Bei der Überlegung, was in der Therapie, in der Beratung und im Coaching hilfreich für den Klienten sein kann, wird bei Schmidt immer »top-down« gedacht, d. h. von den steuernden, höheren Hirnzentren (präfrontaler Kortex), die als »Steuerungs-Ich« gedacht werden, abwärts auf die Ebenen des Zwischenhirns (limbisches System, emotionales Unbewusstes) und die Ebene des Reptiliengehirns. Ego-State-Therapie, so wie sie heute im Allgemeinen gelehrt und praktiziert wird, vertritt insgeheim einen »Bottom-up«-Ansatz. Ihr Zweck ist nicht in erster Linie die zielführende Steuerung des diversen und oft konträren Teilesystems durch ein »Erwachsenen-Ich« – mit dem Ziel der Eigensteuerung und der Steigerung von Synergie –, sondern die Arbeit an der unbewussten Erlebniswelt der einzelnen Teile und deren individualisierter »Auto-Biografie« – eine Folge der tiefenpsychologischen Orientierung von John Watkins. Die Übernahme körpertherapeutischer Konzepte in das ursprüngliche Ego-State-Modell der beiden Watkins in den letzten Jahren durch Phillips, Hartman und Zanotta und die Anlehnung an Peter A. Levine (Somatic Experiencing) verstärken diese Tendenzen.

Leben und Er-Leben heißt also, ständig von einem Bewusstseinszustand in den nächsten zu gleiten – Zustände, in denen wir in jeweils unterschiedlichen physiologischen, kognitiven und emotionalen Mustern stecken, die wir als unsere innere Pluralität, unsere verschiedenen Seiten oder Anteile wahrnehmen – so, als seien wir »Multiple«[6].

Eine Frage scheint mir an dieser Stelle von Bedeutung zu sein: Wie komme ich in einen Zustand? Schmidt schreibt dazu: »Der jeweilige Bewusstseinszustand ist dann eine vorübergehende Identifikation des bewussten ›Ich‹ mit einer der vielen Seiten« (Schmidt 2004, S. 195). Meine Klienten (und ich) erleben aber oft das Hinü-

6 Vielfältigsein ist in Wahrheit etwas anderes als Multiple-Sein, da haben Menschen sicher recht, die unter der Krankheit Dissoziative Identitätsstörung (DIS) leiden.

bergleiten in einen anderen Anteil eher als ein nicht gewolltes Hijacking des erwachsenen Gegenwarts-Ichs (bewusstes Ich) durch einen inneren (meist unbewussten) Anteil. Mit diesem Vorgang der Rollenübernahme, diesem »mein Ich verwechselt sich mit einem Teil von mir«, werden wir uns noch beschäftigen müssen.

4.4 Das Seitenmodell

Einige der Muster, auf die wir immer wieder im sozialen Umgang mit uns selbst und mit den Mitmenschen unwillkürlich fokussieren, sind uns zwar vertraut und scheinen eine Art Markenzeichen unserer Persönlichkeit zu sein, aber »eigentlich« lehnen wir sie ab und bekämpfen sie als nicht hilfreiche Reaktionen oft massiv. Das Problem ist: Wenn wir etwas verstärken wollen, dann müssen wir es nur bekämpfen. Diese parafunktionalen Muster sind sog. »Problemtrance-Muster«, also Problemlösestrategien, die leider wenig zur eigentlich angestrebten Lösung beitragen. Dennoch sind sie eines: Sie sind uns vertraut, und deshalb machen wir oft mehr vom Gleichen. Das sollten wir zunächst einmal nicht abwerten, sondern als hochkompetenten, kreativen Lösungsversuch wertschätzen – leider mit hohem Preis.

Dies bedeutet, dass Klienten, die mit einem sog. Problem in die Therapie kommen, uns meist zwei Seiten einer Ambivalenz demonstrieren: »Ich habe da ein Problem, eine Störung, ein Symptom, und das muss weg!« Und wer macht das weg? »Na, Sie, Herr Doktor, wer den sonst!« Dieser Wunsch ist erst mal verständlich und muss respektiert werden, ist das doch die durchgehende Haltung in unserem Gesundheits- respektive »Krankheitssystem«. Hier hilft das Seitenmodell weiter, da hinter dem dezidierten Wunsch, all die Probleme »wegzumachen«, oft ein jahrelanges Gefühl der Hilflosigkeit und Verzweiflung steht.

Das Seitenmodell geht von einer inneren Pluralität aus, die sich bereits bei Milton Erickson in seiner Methode der Dissoziation als Element der Hypnotherapie findet. Es gibt wie eingangs erwähnt unterschiedliche Ansätze, die alle auf der Annahme einer inneren Pluralität fußen. Stierlin und Schmidt nennen diese Pluralität das »Innere Parlament« (Schmidt 2004, S. 195), Schulz von Thun spricht vom »Inneren Team« (Schulz von Thun 2004), Richard Schwartz von der »Inneren Familie« (Schwartz 1997) und Schmidt auch von der »Arbeit mit inneren Seiten oder Anteilen« (Schmidt 2004, S. 195) (s. dazu Abb. 2).

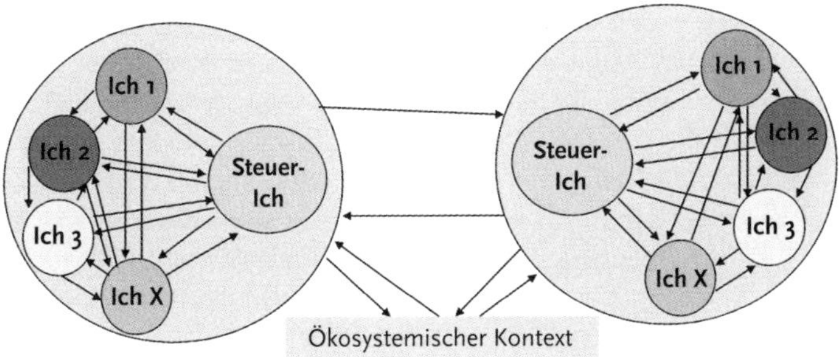

Abb. 2: Interpsychische und intrapsychische Interaktion zweier Teilesysteme nach G. Schmidt (1993)

Diese Arbeit mit den inneren Seiten/Anteilen ist eine vom Therapeuten *gesteuerte Dissoziationstechnik*, die dem Klienten hilft, sein Problem so zu verstehen, dass nicht *die ganze Person* immer vom Problem betroffen ist und sich damit *die ganze Person* mit dem Problem identifiziert, sondern dass *nur eine Seite der Person* sich vorübergehend mit dem Problem identifiziert. In der Regel bringt das für den Klienten eine sofortige Entlastung und stärkt seine Fähigkeit zur Selbstreflexion: Ich *bin* nicht das Problem, ich *habe* ein Problem – und deshalb bin ich mehr als mein Problem.

Nach meiner Erfahrung ist alleine die Dissoziation eines Teils der Persönlichkeit von der Gesamtpersönlichkeit eine sehr effektive Methode, um bewusstere Kontrolle über Bedürfnisse, Sehnsüchte, Impulse und Wünsche zu erlangen. Neurobiologisch gesehen stärken wir mit dem Seitenangebot die selbstreflexive Funktion des präfrontalen Kortex (PFC). Mit diesem Seitenangebot war es mir häufig möglich, bei Klienten sofort das Erleben von Wahlfreiheit, Kompetenz und Zuversicht zu steigern.

5 Kritische Anmerkungen zur Arbeit mit inneren Anteilen oder: Das Leid der Verdinglichung

Die Teiletherapie, so wie ich sie einmal in meiner Ego-State-Weiterbildung zu Anfang dieses Jahrhunderts gelernt hatte, war immer der Kritik der Hypnosystemiker ausgesetzt, wir erhöhten durch die exzessive Beschäftigung mit den Inhalten der Anteile – hier heißen sie »Ichzustände« oder »Ego-States« – nur die Komplexität im System und täten in der Therapie so, als gäbe es die Innenteile wirklich »so richtig, richtig«, wie Gunther Schmidt immer zu sagen pflegte. Ich erinnere mich noch an einen Workshop von Gunther Schmidt beim 1. Weltkongress für Ego-State-Therapie in Bad Orb 2004, wo ich mit diesem Vorwurf erstmalig konfrontiert wurde. Da hat er wohl bis heute recht: Einige von uns missverstehen Ichzustände als eine ontologische Dimension, als eine Entität, und sehen zu wenig deren epistemologische Funktion und eine Konstruktion als Mittel zum Zweck. Aber der Reihe nach.

Was ist unter der Verdinglichung von psychologischen Begriffen oder mit Reifikation und der damit ausgelösten geistigen Verwirrung gemeint?

»Reifikation (gesprochen Re-ifikation mit Betonung auf dem ›e‹, auch Reifizierung) bedeutet Vergegenständlichung. Das Wort kommt vom lateinischen *res* = Sache und *facere* = machen. Gemeint ist eine geistige Operation, in der ein Prozess, eine Abstraktion oder ein Erleben so betrachtet und behandelt wird, als ob es ein konkreter Gegenstand sei.« Reifikationen sind in unserer Sprache und unserem Denken allgegenwärtig. Oft ist das nicht weiter problematisch, weil wir daran gewöhnt sind, in anschaulichen Bildern zu denken. An bestimmten Stellen führt das jedoch zu geistigen Verwirrungen, aus denen man kaum mehr herausfindet, wenn man das Prinzip der Reifikation nicht versteht.[7]

7 https://www.werner-eberwein.de/was-ist-reifikation/

In »anschaulichen Bildern zu denken« ist ja eigentlich für die Therapie etwas sehr Hilfreiches und ein Kernmerkmal der Hypnotherapie. Wir müssen die Seiten/Anteile in uns wahrnehmen und mit Aufmerksamkeit besetzen, wenn wir mit ihnen arbeiten wollen. Dabei sehe ich ein Problem: Es wäre gefährlich, wenn sich die Bilder selbstständig machen und uns zu Schlussfolgerungen veranlassen würden, die mit den Bildern assoziativ verknüpft sind, aber mit dem Patienten nichts zu tun haben. Eine Patientin, die sich nur schwer abgrenzen und nicht Nein sagen konnte, meinte, sie habe einen »Mutter-Teresa«-Anteil in sich. Das Bild der Patientin ist ausdrucksstark, aber zwiespältig: Idealisierte sie heimlich die christliche Nächstenliebe oder die bescheidene Selbstlosigkeit und Selbstausbeutung?

5.1 Umgang mit der Vielfalt

Wenn wir die Multiplizität von uns Menschen schon ernst nehmen und der Vielschichtigkeit und Differenziertheit einer Person gerecht werden wollen, müssen wir wertschätzend mit dieser inneren Vielfalt umgehen und sie im therapeutischen Prozess zieldienlich nutzen. Da wir alle ja nicht nur ambi-, sondern meinst multivalent sind, braucht es ein Theoriemodell, um die widersprüchlichen Strebungen in einem System synergetisch zu optimieren und nicht noch mehr Chaos zu verursachen. Schmidt hat recht, wenn er schreibt: »Viele Ansätze, die sich darum bemühen, fokussieren dabei aber intensiv auch vor allem darauf, was diese diversen ›Teile‹ oder ›Seiten‹ alles mitzuteilen haben, welche Gefühle sie widerspiegeln etc.« (Schmidt 1993). So wichtig es sein kann, diese Seiten im Klienten, die bisher wenig beachtet oder gar »abgetrieben« werden sollten, würdigend wahrzunehmen und ihnen eine Sprache zu geben, so sehr kritisiert Schmidt auf der anderen Seite eine einseitige Bezugnahme auf den »Inhalt des Erlebens« der Anteile. Es besteht die Gefahr, dass die Teile beginnen, ein Eigenleben zu entwickeln, als seien sie wirklich kleine Homunkuli im Innenraum, und es zu einer massiven kognitiven Überladung des Teilemodells kommt.

Aus meiner Zeit als Leiter der Traumaabteilung am Klinikum Nürnberg erinnere ich mich noch an mehrere Patientinnen mit 80 und mehr Innenteilen – alle mit Namen, Geschlecht, einige menschlich, andere Fabelwesen usw. –, die mit ihren Anteilen in einer Art Symbiose in einer Fantasiewelt lebten und überzeugt waren, die »kleine Fee mit dem Zauberstab« und den »Helfer-Bären« gebe es wirklich. Wie waren diese Teile entstanden? Wir erklärten es uns damals so, dass diese Patientinnen, die ausnahmslos in der Kindheit schwere Gewalt- und Missbrauchserfahrungen hatten erleiden müssen, in der ambulanten Vortherapie aufgrund der Begeisterung der Therapeuten für »innere Kindarbeit« sich unbewusst auf deren Bedürfnisse einstellten und die Teile kreativ »produziert« hatten. Sie hatten ja gut gelernt, sich auf einen Missbraucher optimal einzustellen, um bei all der Lieblosigkeit ein letztes Quäntchen Zuwendung zu ergattern, und machten unbewusst von dieser Fähigkeit in der Therapie Gebrauch. Diese Gefahr ist gemeint, wenn davor gewarnt wird, dass die Komplexitätserhöhung zu Lähmung und therapeutischer Resignation führen kann und bei Klienten möglicherweise den Rückzug in eine heile Parallelwelt fördert.

Neben der Gefahr der Verdinglichung (Reifikation) gibt es aber auch noch ein hypnotherapeutisches Argument, das uns zur Vorsicht gemahnt: Die Beschäftigung mit den Inhalten der Teile begünstigt die *De-Kontextualisierung*. Damit ist ein Prozess gemeint, in welchem Sachverhalte, Fertigkeiten oder Konzepte auf jede andere relevante Situation angewandt werden und nicht nur auf den Zusammenhang, in dem sie ursprünglich erlernt worden sind. Wenn wir mit den Seiten/Anteilen in Kontakt treten, kann der Eindruck entstehen, »als ob die jeweiligen ›Seiten‹ so oder so seien (wie sie sich eben im Moment zeigen). Aus hypnosystemischer Sicht ist dies aber ein Missverständnis. Weder ein Mensch, noch sonst irgendein Phänomen und eben auch keine solche ›Seite‹ *ist* so oder so. Jedes Phänomen gewinnt seine Bedeutung und Wirkung jeweils im Wechselspiel mit dem Kontext (quasi der Umwelt), in den es eingebettet ist« (Schmidt 1993). Diese Haltung wird sofort verständlich, wenn wir uns vorstellen, wie wir als Hypnosystemiker mit einem »inneren Kritiker« arbeiten: Sein entwertender und böswilliger Zuruf »Du bist ein Versager, du Warmduscher!« ist nicht Ausdruck einer seiner unerträglichen »Charaktereigenschaften«, für die man ihn ungespitzt in den Boden rammen möchte, sondern wir fragen uns nach der »positiven Absicht« für seine Ansprache. Indem wir die Aussage positiv konnotieren, versuchen wir zu verstehen, warum dieser Anteil sich so erlebt und verhält und warum das in dem Kontext, in dem er zu leben scheint, auch völlig adäquat ist. »Wie bei echten Menschen kann sich dies sofort ändern und andere Aspekte, Haltungen etc. können auftreten, wenn sich der Kontext ändert, wenn also z. B. aus einem Kampf-Kontext (die ›Seiten‹ kämpfen gegeneinander) ein Ko-Existenz-Kontext wird« (ebd.).

5.2 Verdinglichung

Die Sprache der »Ego-State-Therapie« von John und Helen Watkins (2003) ist voll von Verdinglichungen für das »Wesen« der inneren Selbstanteile, ich habe es ja oben schon kritisch angemerkt. Als Beispiel will ich einen Satz von Claire Frederick, einer Schülerin der beiden Watkins, zitieren: »Jeder Ich-Zustand besitzt seine eigenen, relativ überdauernden Affekte, Körperempfindungen, Erinnerungen, Phantasien und Verhaltensweisen, und er hat seine eigenen Wünsche, Träume und Bedürfnisse. Ich-Zustände stehen in ähnlicher Beziehung zueinander wie Familienmitglieder. Obgleich sie voneinander getrennt sind, tauschen sie doch Informationen aus, stehen in ständiger Kommunikation, weisen sich (auch leitende) Rollen zu, verfolgen gemeinsame Projekte, Zwecke und Ziele« (Frederick 2007, S. 19). Nach so einer blumigen Beschreibung liegt es nah zu glauben, wir alle hätten kleine Homunkuli, kleine Männchen im Kopf, die ganz menschliche Züge tragen – wie die sieben Zwerge bei Schneewittchen.

Diese Personalisierung von Anteilen kann für mich aus einer systemischen Perspektive in der theoretischen Konzeptualisierung zu problematischen Ontologisierungen führen. Impliziert doch so eine Beschreibung von »Entitäten« (Watkins u. Watkins 2003, S. 50) oder »Teilpersonen«, die versuchen, ihre »Existenz zu schützen« (ebd.), dass es nicht neuronale Vorgänge im Gehirn sind, die wie oben beschrieben Muster bilden und unser Erleben bestimmen, sondern »innere Kinder« und Co., die wie in einer Miniaturwelt eine »innere Selbstfamilie« (ebd., S. 57) bilden. »Auf der Ebene der Modellbildung sollte uns jedoch bewusst bleiben: Psychische Vorgänge sind Prozesse, eine Abfolge von sich wiederholenden bzw. sich selbst organisierenden Operationen. Wenn wir psychische Aktivität als permanenten Strom selbstorganisierter Musterbildung begreifen, sind biografische Kausalkonstruktionen im Sinne eines »weil damals, deshalb heute« differenziert zu betrachten. Nicht das Erledigen per se, sondern die darauf folgende Musterbildung bzw. fortbestehende Dominanz eines (Ergebnis-)Musters sind die Ursache des aktuellen Problems« (Wagner u. Russinger 2016, S. 71).

6 Wie wir geworden sind – geprägte Muster

Meine Erkundungen möchte ich eigentlich im Moment nach der Geburt beginnen lassen, nachdem wir in der intrauterinen Phase den Körper mit den älteren Bereichen des Gehirns, vor allem mit dem Hirnstamm und den Zwischenhirnregionen verknüpft haben, was uns in die Lage versetzt, erste Bewegungen von Rumpf, Kopf und Extremitäten einigermaßen zielführend zu steuern. Ich zögere, weil ich als ein »Seelentherapeut« gerade wieder dabei bin, den Körper und seine Rolle bei der Strukturierung des Gehirns und dessen, was und wer wir sind, zu vernachlässigen. Ich weiß noch, wie überrascht ich war, von Gerald Hüther in einem Vortrag zu hören, dass es der wachsende und sich entfaltende Körper mit seinen Organsystemen des ungeborenen Kindes im Uterus ist, der das Gehirn mit seiner Überzahl an sich bildenden Neuronen und Synapsen »strukturiert« und »prägt«, und nicht umgekehrt. Unser Gehirn entwickelt riesige Überschüsse an Nervenzellverknüpfungen, die nur darauf warten, dass da im Oberstübchen etwas ankommt, was verankert werden kann. »Jedes Signalmuster, das im Körper und dort vor allem von den Sinnesorganen generiert wird und zum Gehirn weitergeleitet wird, führt zum Aufbau eines charakteristischen Erregungsmusters innerhalb der in den verschiedenen Bereichen des Gehirns bereitgestellten neuronalen Netzwerke« (Hüther 2017, S. 52–53). In dieser Vorgeburtsphase sind es bei reduzierten Sinnesreizen, die von außerhalb des Uterus kommen, überwiegend die aus dem Körperinneren und von den sich bildenden Muskeln des Bewegungsapparates kommenden Reize, die im Gehirn die Beziehungsmuster in den sich bildenden neuronalen Netzen »programmieren«. In diesen Netzen, so könnte man metaphorisch sagen, sind die Wachstums- und Reifungsgeschichte unseres Körpers eingeschrieben und bilden das sog. »Körpergedächtnis«. Noch einmal Hüther: »Die dabei im Gehirn entstehenden

Beziehungsmuster werden von den aus diesen Reifungsprozessen resultierenden Erregungsmustern ›geprägt‹« (ebd., S. 53). Natürlich wirken die Musterbildungen in den neuronalen Netzwerken des Gehirns in ihren efferenten Bahnen wieder zurück auf ihre Erfolgsorgane, und je häufiger diese zirkulären Bahnungen benutzt werden, umso stabiler wird der Steuerungsprozess über Feedbackschleifen.

Jetzt, nach der Geburt, reagiert das Baby mit seinen Fernsinnen (Sehen, Hören, Riechen und Schmecken) vermehrt auf die aus der Außenwelt stammenden Reize und Erregungsmuster und strukturiert so nutzungsabhängig seine beiden Großhirnrinden, die jüngsten und flächenmäßig größten Bereiche des menschlichen Gehirns. Maßgeblich für alles Weitere, was seine körperliche und seelische Reifung und Persönlichkeitsentwicklung betrifft, sind die menschlichen Beziehungen entscheidend, die das Kind mit seiner vorgefundenen Lebenswelt eingeht – wir können uns unsere Eltern leider nicht aussuchen. Am Anfang ist es vor allem die Mutter, später der Vater, und schließlich wirken all die vielfältigen Beziehungen, in die wir hineinwachsen, die uns jetzt ähnlich »prägen« wie zuvor in der uterinen Phase die körperlichen Prozesse. »Und in gleicher Weise repräsentieren nun die geknüpften neuronalen Beziehungsmuster die in der jeweiligen Lebenswelt von diesen Nachkommen gemachten Beziehungserfahrungen« (ebd., S. 54).

Spätestens nach dem ersten »Fremdeln« zwischen dem 6. und 8. Lebensmonat muss es dem Baby langsam dämmern, dass es da etwas zwischen vertrauten und unvertrauten Personen zu unterscheiden gibt und dieser Unterschied von großer Wichtigkeit ist. So unreif und schutzlos, wie das Baby noch ist, wird es sein erstes Ziel sein, instinktiv alles dafür zu tun zu überleben, und das geht nur, wenn es von den anderen als Teil der Gruppe (Familie, Gesellschaft, Kultur) anerkannt wird. Der Preis des Dazugehörenwollens, um zu überleben, ist aber hoch: Jeder von uns war in seiner Kindheit mehr oder weniger dazu gezwungen, sich an die Vorstellungs-, Werte- und Verhaltenswelt derer anzupassen, mit denen wir aufgewachsen sind. Arthur Schopenhauer hat diesen

Prozess der Anpassung an unsere vorgefundene Lebensumwelt in seiner Parabel über »Die Stachelschweine« so beschrieben:

> »Eine Gesellschaft Stachelschweine drängte sich, an einem kalten Wintertage, recht nahe zusammen, um, durch die gegenseitige Warme, sich vor dem Erfrieren zu schützen. Jedoch bald empfanden sie die gegenseitigen Stacheln; welches sie dann wieder voneinander entfernte. Wenn nun das Bedürfnis der Erwärmung sie wieder näher brachte, wiederholte sich jenes zweite Übel; sodass sie zwischen beiden Leiden hin und her geworfen wurden, bis sie eine mäßige Entfernung herausgefunden hatten, in der sie es am besten aushalten konnten« (Schopenhauer 1851/1965, S. 765).

Auch die Eltern bringen ja ihre persönlichen Muster aus der eigenen Kindheit mit und geben so transgenerativ die Musterprägung weiter. So können die Eltern durch krankmachende Erwartungen und einengende Bindungsforderungen an das Kind ihre nicht gelöste Problematik übertragen, was dazu führen kann, dass das Kind sich schon früh zum »identifizierten Patienten« oder zum »parentifizierten Helfer« entwickelt – wobei es die eigenen Entwicklungspotenziale und die Lust an der Entfaltung seiner Möglichkeiten hintanstellt. In diese abgespeicherten neuronalen Muster gehen aber laut Hüther (2017) auch alle sogenannten Abwehrvorgänge mit ein – gemeint sind muskuläre Anspannungen und Haltungsmuster im Körpergedächtnis, wenn Gefühle von Wut, Protest oder Trauer gegenüber den Bindungspersonen in diesen seelischen Ausbeutungssituationen nicht gezeigt werden dürfen.

Wie wir bei unseren Klienten immer wieder mit Staunen erleben können, kommt der Mensch mit der essenziellen Anpassungsfähigkeit zur Welt, sich vom Erleben schmerzhafter innerlicher und äußerlicher Erfahrungen abzuschneiden und diese Erfahrungen zu dissoziieren. Wir alle – nicht nur unsere Klienten – waren und sind imstande, unseren Zugang zu dem Schmerz und der Angst zu kappen, die wir erleben, wenn unsere primären Bedürfnisse nicht erfüllt werden. In dem Maße, in dem ein Kernbedürfnis bei einem Kind chronisch unerfüllt bleibt, stellt es das Kind vor eine zentrale Entscheidung: sich an die Umstände anzupassen oder zugrunde zu gehen. Jedes dauerhaft ungestillte Kernbedürfnis bedroht die physiologische und psychologische Integrität des Kindes und hemmt den Schritt ins nächste Entwicklungsstadium – seine Entwicklung wird gestört oder unterbrochen.

Um in dieser Vernachlässigung und Lieblosigkeit überleben zu können, passen sich Kinder an situative Einschränkungen an, indem sie etwas entwickeln, was wir adaptive Überlebensstrukturen oder Überlebensmuster nennen – Anteile des Selbst, die sich als Folien für künftige Anpassungsprozesse eignen. Überlebensstrategien dieser Art, Musterbildungen, sind das Ergebnis von erzwungenen Adaptionsprozessen, mit denen Kinder auf die chronisch ausbleibende Erfüllung von einem oder mehreren ihrer biologisch begründeten Bedürfnisse reagieren – z. B. das Bedürfnis nach Kontakt, »Attunement« mit wichtigen Pflegepersonen (dt.: Einstimmung), Vertrauen, Autonomie und Liebe. So schützen Kinder mit diesen Mustern die Bindungsbeziehung zu ihren Eltern, mit einem feinen Gespür dafür, wie sie sein müssen, um dazuzugehören, welche ihrer Seiten von den Eltern akzeptiert oder gar geschätzt und welche ablehnt werden.

Wir alle konnten uns die Bedingungen nicht aussuchen, unter denen wir aufwachsen wollten, wir mussten alle in einem schwierigen Prozess der Erziehung lernen, was man tun und wie man denken und fühlen musste, um in der Gemeinschaft überleben zu können. Bei diesem Prozess der Anpassung und der »sozialen Abrichtung«, schreibt Hüther (2017), spielt »Angst« als Erziehungsmittel eine wichtige Rolle – Angst vor dem Verlassenwerden, vor Strafe, vor Schmerz oder Angst vor Liebesverlust. Immer, wenn wir es schafften, so zu denken, zu fühlen, zu handeln und als Kind so zu sein, wie es die anderen, die uns wichtig waren, erwarteten, dann ließ die Angst nach, und unser Gehirn belohnte uns mit einer Dusche von Glückshormonen, sogenannten »neuroplastischen Botenstoffen« (z. B. Dopamin).

So wurden bestimmte Lösungen von Problemen nachhaltig gebahnt und effektiv in Netzwerken stabilisiert (Problemtrance-Muster). Aus kleinen neuronalen Trampelpfaden wurden Wege und später Autobahnen – zeitstabile Lösungsmuster entstanden, und das Gehirn strukturierte sich nutzungsabhängig. Die moderne Hirnforschung würde das so ausdrücken: Es sind Struktur gewordene Erfahrungen, die im Laufe des Lebens erworben und im Gehirn verankert wurden, als Verschaltungsmuster zwischen den Nervenzellen, die dann unbewusst unser Fühlen, Denken und Handeln weitgehend bestimmen. Immer dann, wenn eine solche Verschaltung aktiviert wird, entsteht ein bestimmtes Erregungsmuster, das das Denken, Fühlen und Handeln eines Menschen aktuell bestimmt. Mit dieser Beschreibung der inneren, neuronalen Muster sind wir wieder am Anfang des 2. Kapitels angelangt: Alle Lebensprozesse lassen sich nach Schmidt als Ausdruck von regelhaften Musterbildungen in der Gegenwart beschreiben. »Jede Erleben-Episode, die einigermaßen emotional ›geladen‹ wird (mit welchen Emotionen auch immer), wird als eigenständiges Erlebnisnetzwerk in uns gespeichert und ist wieder aktivierbar, zum Beispiel dadurch, dass einzelne oder mehrere Elemente dieses Netzwerkes in der jeweiligen Gegenwart wieder erlebt werden – auch wenn dies nur unbewusst registriert wird« (Schmidt 2018).

7 Seiten/Anteile zur hilfreichen Utilisation von Problemtrance-Mustern nutzen

Wollten wir das Teilekonzept der Hypnosystemik verkürzt auf den Punkt bringen, könnten wir sagen: Das Kooperationsprinzip ist ein essenzieller Bestandteil des hypnosystemischen Konzepts der Heidelberger Gruppe um Helm Stierlin und Gunther Schmidt. Dies bedeutet, dass es wichtig ist, sich nicht nur dem Unbewussten gegenüber wertschätzend zu verhalten, sondern es ist das Ziel, die Kooperation aller bewussten Anteile im inneren System zu gewinnen und auszubauen. Schmidt (1989) erfindet die Metapher der inneren Konferenz, des Inneren Parlaments oder eines Orchesters, in dem es die Aufgabe eines Leiters/Vorstandes/Dirigenten sei, den einzelnen Musikern die ihnen angemessenen Rollen und Aufgaben zuzuweisen und zur Kommunikation miteinander anzuregen. »Zustände werden als Trancen verstanden, das unflexible Verharren in dysfunktionalen Persönlichkeitsanteilen wird als ›Problemtrance‹ gedeutet. Ein lösungsorientiertes Vorgehen zielt darauf ab, einen flexiblen Wechsel zwischen den verschiedenen Trancen hin zu Lösungstrancen zu ermöglichen« (Harrer u. Weiss 2016, S. 119).

Aus streng systemischer Perspektive entstehen psychische Störungen nicht infolge von eindeutig identifizierbaren »Ursachen«, sondern entstammen vielfältigen zirkulären Prozessen in biopsychosozialen Systemen. Im Laufe der Zeit können sich so stabile psychosoziale Muster ergeben, welche die Freiheitsgrade der Menschen massiv einschränken und zur Aufrechterhaltung der Störung beitragen. Diese Muster/Seiten/Anteile im System werden in dieser kybernetischen Sichtweise als Problemtrance-Muster in der Gegenwart verstanden, die sich autonom und selbstorganisiert bilden – im Unterschied zu einer Kausalkonstruktion, die Gegenwärtiges kausal auf Frühes zurückführt und sich intensiv für die Biografiegeschichte der Teile interessiert. Das

Paradebeispiel für dieses Denken ist die Ego-State-Therapie und die Psychoanalyse. Die Ursache des aktuellen Problems für die Hypnosystemik ist nicht das damals neurotisch oder traumatisch Erlebte, dessen Wirkung sich immer noch ungehindert in der Gegenwart entfaltet (Wiederholungszwang), sondern schlichtweg die tranceartige Wiederholung dysfunktionaler Muster in der Gegenwart. »Vergangenheit überlebt demnach ›Wiederholungsakte‹. Die Ursache der Wiederholung ist ebenfalls die Wiederholung und nicht die Vergangenheit. Therapeutische Interventionen können darauf abzielen, in einem Akt der Beobachtung solche Wiederholungen zu identifizieren, ggf. diese Wiederholungen als Wiederholungen zu markieren und/oder deren erneute Wiederholung zu ›verstören‹ – in Form der Einladung zur Unterlassung oder der Offerierung von Neuem« (Lieb 2014, S. 68).

Das deckt sich weitgehend mit der Forderung von Ludewig (2013), dass psychische Systeme nicht substanziell, sondern operational sind, dass Seiten/Anteile keine ontologischen Entitäten sind, sondern als epistemologische Konzepte gedacht werden müssen. Jetzt habe ich für die »Anteilepsychologie« (Stierlin 1994) die No-Go-Areas erst mal aus streng systemischer Sicht abgesteckt – nun zur Praxis.

7.1 Hilfreiche Utilisation der Problemtrance-Muster

Ziel dieser Überlegungen ist es, wie wir schnell und effektiv die bisherigen Lösungsversuche eines Klienten utilisieren können, um realisierbare Ziele der zukünftigen Veränderung zu induzieren. Meist sind es ja diese sich stetig wiederholenden Enttäuschungen, ein Problem immer wieder mit den gleichen Strategien zu lösen (»mehr vom Gleichen«), die die Klienten zu uns in die Therapie bringen. Bei genauer Betrachtung hatten diese gutgemeinten Lösungsversuche zur Aufrechterhaltung des Problems beigetragen und es meist noch verstärkt. Das hatte Watzlawick u. a. einmal als »Die Lösung ist das Problem« bezeichnet.

Nehmen wir einmal an, Sie behandeln einen 35-jährigen Abteilungsleiter in einem mittelständischen Unternehmen, der wegen »Angstzuständen« und »Erythrophobie« zu Ihnen kommt – nennen wir ihn Herrn Blau. Seine Angst hat vor allem damit zu tun, dass er immer wieder die Ergebnisse seiner Projektgruppe vor dem Vorstand und den Kollegen präsentieren muss und er meist vor dem Termin »maximal gestresst war«, kaum schlafen konnte und »aus Angst und Scham in den Boden versinken könnte«, wie er sagt. Alle bisherigen Versuche, das »Problem in den Griff[8] zu kriegen«, waren erfolglos (Autogenes Training, Anxiolytika, Perfektionismus, sich krankschreiben lassen usw.), und der Patient erhofft nun von Ihnen, dass Sie das Problem »wegmachen … im Mülleimer durch Hypnose entsorgen«.

Was tun?

Aus hypnosystemischer Sicht würden wir nun folgende Überlegung anstellen: Wie ist die problemstabilisierende Wirkung der bisherigen Lösungsversuche einzuschätzen und wie können wir das »Problemtrance-Muster« so utilisieren, dass wir den Klienten unterstützen können, auf hilfreichere Lösungsversuche umzufokussieren? Dazu müssen wir erst eine zieldienliche Kooperation zum Klientensystem aufbauen.

Was wir nicht tun

Wir fragen nicht, wie in der Ego-State-Therapie nach Watkins & Watkins üblich, welcher Ego-State das Angstsymptom erzeugt (symptomtragender Ego-State) und welche autobiografische Erfahrung dahinterstecken mag – wir gehen nicht auf die Suche nach einem »ängstlichen Kind-Ego-State« und wir regen auch keinen State-Wechsel mit dem inneren Kind-Anteil an. Es geht nicht um Beziehungstherapie mit einem Ego-State!

Wie gehen wir jetzt genau vor?

Als Allererstes müssen wir die bisherigen Lösungsversuche des Klienten und all das damit einhergehende Leid ehrlich und empathisch anhören und würdigen (Pacing und Leading). Der Klient soll verstehen, dass sein bewusstes Ich (»Ich will etwas«)

8 »Griff« klingt schon wie eine Art Kampfansage an das Problem.

sich in leidvoller Weise hilflos den unwillkürlichen Prozessen der Angstentstehung (»Es passiert ganz unwillkürlich«) ausgeliefert gefühlt hat – »Ich bekam Angst und konnte nichts tun«. Hilfreich hat sich dabei erwiesen zu fragen, welche *Auswirkungen* diese frustranen Lösungsversuche auf den Klienten gehabt haben. Diese oben beschriebene Angst ist für Herrn Blau »der Feind im Inneren, dem er sich hilflos ausgeliefert fühlt«.

Um einen Umfokussierungsprozess einzuleiten, nutzen wir jetzt das Dissoziationsmodell der Hypnotherapie und bieten dem Klienten das Seiten-/Anteile-Modell an, um das steuernde Ich zu stärken. Wir deklarieren die Ambivalenz »Ich habe Angst« und »Ich will das nicht haben« als zwei Seiten der Persönlichkeit von Herrn Blau und sagen: »Es ist ja nicht der ganze Mensch, der ganze Herr Blau, der Angst hat, sondern nur eine Seite in Ihnen.« Um das Verständnis für diesen Perspektivenwechsel auf das »Problem« zu vertiefen, nutzen wir nun unterschiedliche Sprachregelungen und Sprachmuster für die Beschreibung der Aufspaltung: »Wie ist das, wenn Sie, Herr Blau, sagen: Eine Seite von mir hat Angst vor der nächsten Präsentation und eine andere Seite reagiert darauf verurteilend, missbilligend, genervt usw. – nicht als ganzer Herr Blau habe ich Angst, es ist nur eine Seite von mir.« Da Herr Blau ja auch viel Scham erlebt, wäre zu überlegen, ob es noch eine dritte Seite, eine »Scham-Seite« in ihm gibt – neben vielen anderen in seiner Vielschichtigkeit, wie bei uns allen. Auch diese unterschiedlichen Sprachmuster befragen wir auf die *Auswirkungen* im aktuellen Erleben.

Um die hilfreiche Wirkung des Dissoziationsmodells zu intensivieren, rät die Hypnosystemik zu einem beziehungsstiftenden Ritual: zur Personalisierung der Seiten/Anteile. Dies dient nicht dazu, eine autobiografische Kehre in die Vergangenheit einzuleiten, wie das alle psychoanalytisch inspirierten Teilemodelle gerne tun, sondern dazu, das Erleben im Hier und Jetzt zu verstärken und dadurch dauerhafte Wahrnehmungsmuster zu erzeugen. Wir beginnen mit den Raummetaphern, weil wir davon ausgehen, dass alles seelische Erleben räumlich repräsentiert ist: »Wo würden Sie die Angstseite hinstellen? Neben sich oder hinter sich? Oder ganz woanders? Und die Seite, die das Problem loswerden will? Weitere Fragen sind: »Wenn das ein menschliches Wesen wäre, wie sähe es aus? Alter? Geschlecht? Oder wenn es eine Fantasiefigur wäre? Welchen Namen hätte diese Seite von Ihnen?« Und so weiter. Taucht jetzt der kleine Herr Blau als ängstlicher Junge im Kindergarten beim Krippenspiel auf und daneben seine Scham, den Text des Josefs vergessen zu haben, dann wird das offen zur Kenntnis genommen, aber nicht vertieft. Hypnosystemisch gehen wir davon aus: Der kleine beschämte Herr Blau im Kindergarten ist zwar ein autobiografisches Detail des heutigen Problemmusters – neben vielen anderen internalen Erlebniselementen in der Gegenwart –, aber nicht die alleinige Ursache für das Leiden heute – deshalb keine Kausalverknüpfung von Vergangenheit und Gegenwart!

Da es unser Ziel ist, die problemstabilisierende Wirkung der Lösungsversuche herauszuarbeiten, regen wir den Klienten nun dazu an, sich genau damit noch einmal (übertrieben) zu beschäftigen und sich im Detail vorzustellen, was er genau tat oder unterließ, was für ihn im inneren und äußeren Dialog erlebbar war, und vor allem: was das alles für *Auswirkungen* hatte – am Ende steht dann oft die Erkenntnis, dass durch immer mehr alles nicht besser, sondern noch schlechter geworden ist (symmetrische Eskalation).

So wird dem Klienten ganz erlebnisnah klar: Mit einer »Kampf-Metapher« oder mit Exorzismus ist dem »Problem« nicht beizukommen. Es erscheint sinnvoll, das »Problem« als eine *Restriktion*[9] zu behandeln und besser auf einen optimalen Umgang mit der Restriktion zu fokussieren, statt zu versuchen, das »Problem« direkt zu verändern. Aus der »Kampf-Metapher« im Umgang mit dem »Problem« kann so eine »Verhandlungs-Me-

9 Als Restriktionen oder unlösbare Schwierigkeiten lassen sich all jene Situationen und Erlebnisprozesse beschreiben, die man zwar gerne ändern würde, die aber nicht von einem selbst oder überhaupt gar nicht geändert werden können – jedenfalls nicht mit den jeweils zurzeit verfügbaren überschaubaren Möglichkeiten (»Alles, was ich gerne ändern möchte, aber nicht direkt kann«). https://postheroisch.wordpress.com/2010/03/14/das-zweitbeste-anliegen-oder-die-zu-einem-thema-zweitbeste-vorstellung-in-zukunft/#more-894 [17.09.2018].

tapher« und letztlich eine Kooperation entstehen. Wir laden nun den Klienten ein, mit uns zusammen nach einem »dritten Weg« zu suchen – gemeint sind Lösungsversuche mit weniger problematischer *Auswirkung* oder gar ersten Ansätzen von zielführender Wirkung. Aus dem hypnotherapeutischen Methodenkoffer schlagen wir nun eine »Reise in die Lösungszeit« vor, wir stellen entweder die Frage nach den Ausnahmen vom »Problem« in der Vergangenheit oder imaginieren eine »Reise in die Zukunft«, wo das »Problem« gelöst ist, oder wir stellen die »Wunderfrage«.

Wichtig ist es zu erkunden, mit welcher Haltung der Teil, der das »Problem-Teil« weghaben will, am erfolgreichsten gewesen ist – ob nicht Mitgefühl, Trost, Geduld, Aufmunterung usw. bessere Erfolge in der Vergangenheit erbracht haben, als draufzuschlagen und wegmachen zu wollen. Bewährt hat sich auch, das Spektrum der Seiten/Anteile auf der inneren Bühne des Klienten zu erweitern, nach Anteilen zu fragen, die bei der Angst Unterstützung geben können, welche Ressourcen und Stärken hilfreich sind und wie Koexistenz anstelle von Vernichtung und Bürgerkrieg gelebt werden kann.

So weit ein methodischer Überblick, wie das Seiten-/Anteilemodell helfen kann, bisherige parafunktionale Lösungsversuche zu utilisieren und das innere System zu stabilisieren.

7.2 Zentrale Aspekte des Teilemodells

Aus diesem praktischen Beispiel lassen sich zentrale Axiome der hypnosystemischen Teilearbeit ableiten:

1) **Die Bewusst-unbewusst-Dissoziation:** Damit helfen wir dem Klienten, seine Erfahrung in Worte zu fassen, dass er in sich eine nicht beherrschbare Kraft spürt, die etwas will oder ihn dazu bringt, was er nicht will, und er gleichzeitig damit hadert. Die Hypnosystemik bietet dafür einen inneren Dialog an: »Ich will es nicht, aber es passiert ganz unwillkürlich.« Durch das vorgeschlagene Seitenmodell und die damit einhergehende »Bewusst-unbewusst-Dissoziation« greift der Therapeut die Ambivalenz (oder Multivalenz) auf – er nimmt ernst,

dass der Klient sich fremdgesteuert fühlt – und bietet diesem durch die Externalisierung in zwei Seiten/Anteile eine distanzierende Metaposition an.

2) **Die Kommunikation der Teile:** Der nächste Schritt besteht darin, eine Kommunikation zwischen den Anteilen entstehen zu lassen, wobei sich eine Personalisierung der Anteile durch den Klienten als sehr hilfreich erwiesen hat. Wichtig ist, dass Teile nicht abgewertet oder mit Schimpfnamen belegt werden und dass der Therapeut einen wertschätzenden Umgang mit den Seiten fördert.
3) **Die »positive Absicht« erkunden:** Es ist ein ganz wesentlicher Aspekt der hypnosystemischen Teilearbeit, dass man einem Symptomteil oder einem kritisch, evtl. auch entwertend auftretenden Teil eine »positive Absicht« unterstellt. Auch hier hilft wieder die Personalisierung, da man sich dann leichter vorstellen kann, dass eine Seite, die als »gnadenloser innerer Antreiber« tituliert wurde, mit dem Satz »Los weiter, du Schlappschwanz« im Verborgenen vielleicht doch eine positive Absicht verfolgt. Diese »Absicht« einem hirnanatomischen, neuronalen Netzwerk im Erfahrungsgedächtnis des Gehirns zuzuschreiben ist nach meiner Vorstellungskraft deutlich schwerer. Aber all das ist nur Mittel zum Zweck: Einer Seite/einem Muster/Anteil eine menschliche Qualität der »guten Absicht« zuzuschreiben ist natürlich eine unzulässige Verdinglichung.
4) **Ausdruck und Intention der Anteile:** Nach dem Seitenmodell führen wir eine weitere Distinktion ein – die Unterscheidung zwischen dem *Ausdruck* und der eigentlichen *Intention* oder *Motivation* eines Symptomteils. So kann ein Migräneanfall einer jungen Frau am Abend des ersten Dates sehr ärgerlich sein (Ausdruck des Symptominnenteils), aber die Motivation dahinter kann auf tiefe Ängste vor neuer Bindung und davor, in Zukunft möglicherweise verlassen zu werden, hinweisen – so bekommt die Migräne eine andere Intention.
5) **Das Prinzip der Verhandlung:** Veränderungen des Systems sollen über Verhandlung mit und zwischen den Anteilen ange-

regt werden. Diese Haltung orientiert sich an der systemökologischen Ausrichtung von Gregory Bateson (1977) von der Palo-Alto-Gruppe: Die *Kampfmetaphorik* in der Teilearbeit weicht der *Kooperationsmetaphorik*.

So weit eine erste Übersicht über die Essentials der hypnosystemischen Teilearbeit, wie ich sie für mich aus dem Korpus der bereits bestehenden Praxis der Hypnosystemik ableite.

8 Aufbau einer steuernden Instanz

Wenn ich wie im letzten Teil der oben beschriebenen Vorgehensweise mit dem Klienten an mehreren Anteilen arbeite, nutze ich oft das Ritual der »balancierenden Hände« (Schmidt 1989), um die Klienten eine visuelle und haptische Erfahrung machen zu lassen, wie schwer der eine oder andere Anteil für die innere Balance »wiegt«. Ich sage zum Klienten: »Herr Blau, strecken Sie doch bitte einmal Ihre beiden Arme vor sich aus und stellen Sie sich bitte vor: Diese ängstliche, beschämte Seite von Ihnen, die Sie den ›Angsthasen-Paul‹ genannt haben, säße auf Ihrer rechten Handfläche, und die Seite, die meckert und nörgelt und das ›Affentheater‹ weghaben will, säße in der anderen Hand. Wie fühlt es sich jetzt an, nachdem wir daran gearbeitet haben?« Und so weiter.

Durch dieses Ritual habe ich nun eine dritte Seite eingeführt, die genau zwischen dem »Angsthasen-Paul« und dem »Nörgler« sitzt und die der Klient eben genutzt hat, um selbstreflexiv abzuwägen – der Beobachter, der innere Moderator, das Erwachsenen-Selbst oder die Steuerungsinstanz (Schmidt 2004).

8.1 Wo im Gehirn sitzt die Steuerungsinstanz?

Die äußere Schicht unseres Gehirns bildet der Kortex, auch »neues Säugetiergehirn« oder »Neokortex« genannt – eine Formation aus sechs übereinandergeschichteten Lagen von Nervenzellen, die in der Lage sind, die dreidimensionale Welt um uns herum abzubilden – neben den Körperfunktionen (Hirnstamm), Überlebensreaktionen und Gefühlen, die in tieferen Schichten des Gehirns (subkortikal) erzeugt werden. Bei Menschen ist die frontale Region über den Augen die am sorgfältigsten durchkonstruierte Region des Gehirns[10] und gestattet uns, Ideen und Konzepte zu

10 Sie reift erst mit dem Erreichen den 23. Lebensjahres endgültig aus.

entwickeln und eine innere Landkarte über unsere innere Welt und unsere Selbsterkenntnisse anzulegen. Diese Fähigkeit zum Nachdenken über uns selbst unterscheidet uns von allen anderen Spezies. Diesen Teil des Gehirns nennen wir den präfrontalen Kortex (PFC), er ist mit seinem medialen Teil (mPFC) eingebunden in die selbstreferenzielle Reflexion über uns selbst, sein ventraler Bereich (vmPFC) ist wichtig, um emotionale Prozesse mit dem Selbstbewusstsein und einer mehr kognitiven dorsalen Region (dmPFC) zu verbinden. Diese Region (PFC) hat »eine bedeutende regulative Funktion, sie reicht von der Beschleunigung von Körperprozessen – durch Kontrolle von Hirnstamm-Aktivitäten – bis zur Möglichkeit, einen Moment innezuhalten, bevor wir handeln, wir in der Lage sind, Einsicht zu haben und Empathie und moralische Entscheidungen treffen zu können« (Siegel 2011, S. 21).

Das Besondere dieses Nervenzellgebiets ist, dass seine Neurone nur eine Synapse weiter von den anderen Neuronen des Kortex, des limbischen Systems und des Hirnstamms entfernt sind: Es ist eine Leitzentrale mit maximaler Anbindung an wichtige Zentren. Hier, denke ich, laufen die Prozesse ab, die wir als Selbstreflexion, als Selbstbeobachtung wahrnehmen. Dafür brauchen wir einen Beobachter, denn wie Maturana sagt: »Alles, was gesagt wird, wird von einem Beobachter gesagt.« Und weiter: »Der Beobachter betrachtet gleichzeitig den Gegenstand, den er untersucht (in unserem Fall den Organismus), und die Welt, in der dieser Gegenstand sich befindet (die Umwelt des Organismus). Dies gestattet ihm, mit beiden jeweils unabhängig voneinander zu interagieren und außerdem in Interaktionen einzutreten, die notwendigerweise außerhalb des Interaktionsbereichs des beobachteten Gegenstandes liegen. (…) Der Beobachter kann folglich einen Gegenstand nur beschreiben, wenn es zumindest einen anderen Gegenstand gibt, von dem er ihn unterscheiden kann, und wenn er Interaktionen oder Relationen zwischen beiden beobachten kann« (Maturana 1982, S. 34 ff.). Natürlich ist der Beobachter kein Ding, kein kleines Männchen in unserem Gehirn. Der Begriff ist eine Verdinglichung, ein Name für den Prozess, die gegenwärtige Erfahrung zu beobachten.

Eine Seite oder einen (Persönlichkeits-)Anteil an sich kann es so nicht geben, es handelt sich vielmehr um die Hervorbringung eines Beobachters, den ich im PFC vermute. Noch einmal Daniel Siegel über Mindsight[11] und die Fähigkeit zur Selbstbeobachtung: »(…) eine Fähigkeit, die physisch mit medialer präfrontaler Schaltkreisaktivität korreliert und auf der Kapazität beruht, den inneren Energie- und Informationsfluss zu beobachten und zu verändern. Zu diesen Arealen gehört vor allem die mediale präfrontale Region, die für das Reflektieren mentaler Erfahrung zuständig ist, sowohl eigener als auch der von anderen« (Siegel 2012, S. 162), und an anderer Stelle: »(…) spielt die orbitofrontale Region auch eine Schlüsselrolle für das autonoetische (um das Selbst wissende, Anm. d. A.) Bewusstsein, da sie die ›mentale Zeitreise‹ gestaltet, bei der wir die Vergangenheit, Gegenwart und imaginierte Zukunft miteinander verbinden« (ebd., S. 163).

Somit sind die Muster/Anteile und auch die Ego-States nach Watkins & Watkins keine autonomen Wesenheiten, keine Entitäten, sondern Konstruktionen des PFC im Hier und Jetzt aus den abgespeicherten Verhaltens- und Erfahrungselementen[12] der Vergangenheit. Die Anteile entstehen erst als ein mentales Konstrukt in uns im Moment der Gewahrwerdung, wenn der Beobachter im PFC eine mentale Forschungsreise beginnt und Puzzlestücke des Denkens, die dazugehörigen Gefühle, Bilder, Körperempfindungen, Handlungen usw. aus entfernten Regionen des Gehirns zu einem kohärenten Geisteszustand (Siegel 2011) vernetzt. Indem wir diesen Zustand im Kurzzeitgedächtnis mental festhalten, ihm einen Namen und eine Funktion geben, erschaffen wir

11 Bezeichnet eine konzentrierte Aufmerksamkeit, mit der es gelingen kann, sich des eigenen Geistes bewusst zu werden. Mindsight (übersetzbar als Innenschau) ermöglicht, Gefühle besser in den Griff zu bekommen, anstatt sich davon mitreißen zu lassen. Siegel entwickelte Mindsight in seiner therapeutischen Arbeit und setzte dieses Vorgehen bei unterschiedlichen Problemstellungen ein.

12 »Ein Ich-Zustand kann definiert werden als organisiertes Verhaltens- und Erfahrungssystem, dessen Elemente durch ein gemeinsames Prinzip zusammengehalten werden und das von anderen Ich-Zuständen durch eine mehr oder weniger durchlässige Grenze getrennt ist« (Watkins 2003, S. 45).

einen Persönlichkeitsanteil, einen Ichzustand, einen Ego-State, eine Seite von uns.

8.2 Die Rolle des Beobachters und die Kybernetik zweiter Ordnung

In den traditionellen systemischen Theorien hat man dem Individuum und der Person, die das System und seine einzelnen Anteile beobachtet und beschreibt, keine nennenswerte Aufmerksamkeit geschenkt. Erst in den modernen systemischen Konzepten der Kybernetik zweiter Ordnung werden sowohl der Mensch als System als auch der Beobachter eines Systems berücksichtigt. Dieser Beobachter ist aber nicht »objektiv«, sondern seine Brille der Beobachtung ist wiederum Mittel zum Zweck: das ganze System zu integrieren und mehr Synergie zu erzeugen.

Diese Entdeckung des Beobachters gilt als die zentrale, intellektuelle Faszination des 20. Jahrhunderts – durch diese Entdeckung sind die traditionelle Logik und die Wissenschaftstheorie ernsthaft in Gefahr geraten. Es lässt sich zwischen Beobachtungen erster Ordnung, das heißt der Beobachtung von Sachverhalten, und Beobachtungen zweiter Ordnung, der Beobachtung der Beobachtung unterscheiden (Sachverhalte sind Sachverhalte nur für einen Beobachter – dieser sieht nicht, was er nicht sieht). Daraus folgt: Eine Beobachtung braucht einen Beobachter, und: Die Wahrnehmung der Welt verlangt nach einem Menschen, der diese wahrnimmt. Die Erkenntnis, dass verschiedene Anteile in mir unterschiedliche Ziele haben, bedarf eines Beobachters, der Unterschiede benennen kann.

Die Gedanken um Beobachtungen bilden die Grundlage für die Kybernetik zweiter Ordnung. Trennt die Kybernetik erster Ordnung das Subjekt vom Objekt und spricht von einer »beobachterunabhängigen Welt«, so ist die Kybernetik zweiter Ordnung zirkulär: Man lernt, sich als Teil der Welt zu verstehen, die man beobachten will. Man muss plötzlich für seine eigenen Beobachtungen die Verantwortung übernehmen. Die Reflexion über Sinn und Zweck der Beobachtungen gewinnt eine andere

Dimension: Es wird einem allmählich klar, warum man eigentlich etwas wissen oder erfahren will. Der Ausdruck Kybernetik zweiter Ordnung signalisiert auch sprachlich, dass alles Erkennen beobachterabhängig ist.

Allen Teileansätzen ist gemein, dass sie automatisiert ablaufende innere Modelle, Rollen und Zustände wieder in die Verfügung des Ichs bringen wollen, wie es auch schon bei Freud im Bild des Reiters (das Ich), der das Pferd (das Es) steuert, formuliert ist oder wie Schulz von Thun diese innere Steuerungsinstanz nennt: der innere Chef oder der Häuptling. Durch Antonovsky wurde das bis dato vorherrschende pathogenetische Modell der Reparaturmedizin um einen positiven Gesundheitsbegriff erweitert, der für die Definition von »Gesundheit« mehr aussagt als nur die Abwesenheit von Krankheit. Wir fragen heute nicht nur nach Risikofaktoren, nach Fehlverhalten und Defiziten, sondern nach Schutzfaktoren, Ressourcen und salutogenetischen Strategien.

Nach Antonovsky liegt der Basis aller protektiven Faktoren in einem Menschen die subjektive individuelle Erfahrung eines »sense of coherence« (»Kokärenzsinn«) zugrunde, der sich in der Überzeugung manifestiert, dass das Leben einen Sinn hat, dass es überschaubar ist und gemeistert werden kann – im Herzen eine genuin lösungs- und ressourcenorientierte Einstellung. »Als Kohärenzsinn wird die innere Steuerungsinstanz eines Menschen bezeichnet, die vorhandene Ressourcen wahrnimmt und auswählt, basierend auf der Überzeugung, dass Stressfaktoren, interne sowie externe, die Integrität einer Person nicht zerstören können« (Trabert u. Waller 2013, S. 123).

8.3 Der innere Beobachter in der Hypnosetheorie des Ernest Hilgard

Da sich das Ehepaar Watkins in seiner Ego-State-Theorie stark auf die Forschungsergebnisse zum »hidden observer« bezieht, heißt diese innere Struktur in der Ego-State-Therapie wie bei Ernest Hilgard (1986, 1989) der »versteckte Beobachter«. Die

Watkins meinten, dass Hilgards bahnbrechende Versuche in der Hypnose auf »ein verborgenes kognitives Struktursystem« hinweisen (Watkins u. Watkins 2003, S. 58) und dass der »hidden observer« und Ego-States »Phänomene der gleichen Kategorie sind« (ebd.).

In den 1970er-Jahren experimentierte der Forschungspsychologe Ernest R. Hilgard (1904–2001) mit der hypnotischen Induktion von Analgesie und entdeckte dabei durch Zufall, dass sich ein »versteckter Beobachter« (hidden observer) bei jenen Personen in Hypnose aktivieren ließ, die behaupteten, keine Schmerzen zu empfinden. Er bat einen inneren Anteil dieser Versuchspersonen, den erlebten Schmerz (Cold-Pressor-Test) nach der Schwere auf einer Ratingskala einzuschätzen. Einige Probanden antworteten durch einen Innenteil von sich selbst, der sich des Schmerzes bewusst war und ihn während der Zeit, in der das Subjekt eine Analgesie erhalten hatte, auf einer Skala von 1–10 bewerten konnte. Diese hervorgerufenen Teile waren von Proband zu Proband sehr ähnlich und normalerweise der Aufmerksamkeit des Subjekts verborgen, obwohl der Teil behauptete, immer da gewesen zu sein. Hilgard nannte diese Teile den »versteckten Beobachter«, da er von sich behauptete, zu jeder Zeit Beobachter von Erfahrungen der Person zu sein – egal, ob die Versuchsperson hypnotisiert war oder nicht. Dieser Teil spielte keine Rolle bei der Ausführung von Handlungen und nahm auch nicht an der emotionalen Erfahrung des Subjekts teil.

Dieses beschriebene Phänomen scheint zu zeigen, dass ein Teil des Bewusstseins vom hypnotisierten Zustand getrennt sein kann. Während der hypnotisierte Klient im Cold-Pressor-Test wenig Schmerzen meldet, kann der »verborgene Beobachter«-Teil des Bewusstseins sehr intensiven Schmerz melden, was zeigt, dass sich das Bewusstsein in hypnotisierten Personen teilen kann. Dieses Phänomen könnte die hypnotische Amnesie erklären, da die »vergessenen« Erinnerungen möglicherweise in einem separaten Bewusstsein gespeichert sind. Hypnotische Analgesie und Trance-Logik könnte auch das Ergebnis verschiedener Teile des Bewusstseins sein, auf die während der Hypnose zugegriffen wird.

Auf der Basis dieser Theorie entwickelte Hilgard die Neodissoziationstheorie. Danach können Gedankensysteme vom Bewusstsein dissoziiert, also abgespalten werden und davon unabhängig tätig sein (Revenstorf 1990) – durch Hypnose wird diesen untergeordneten Systemen dann wieder ein Zugang zum Bewusstsein ermöglicht. Hilgard nimmt zahlreiche Subsysteme von Verhaltensgewohnheiten, Einstellungen, Interessen und Fähigkeiten an, die hierarchisch geordnet sind und miteinander kommunizieren. »Hierbei hat ein jedes System seinen eigenen Input und Output, und es bestehen vielfältige Feedbackschleifen zwischen allen Systemen. Über allem steht ein ausführendes Ich oder eine zentrale Kontrollstruktur, welcher die Planung, Überwachung und die gegenseitige Abstimmung obliegt, all das, was für angemessenes Denken und Handeln erforderlich ist« (Hilgard 1989, S. 11).

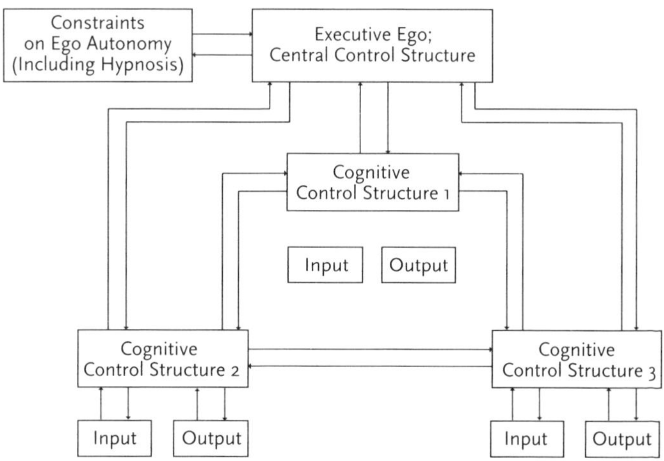

Abb. 3: Hierarchie einander untergeordneter kognitiver Kontrollstrukturen aus Hilgard (1973, S. 405)

Die Struktur der Hierarchie wechselt nach der Anweisung von Kontrollmechanismen, die ihrerseits einer zentralen Steuerungsinstanz unterstehen – im Original von 1973 nennt Hilgard die Instanz »Executive Ego; Central Control Structure«. Sobald ein

Subsystem aktiviert ist, kann es mit einem gewissen Grad an Autonomie weiterarbeiten, ohne im Bewusstsein repräsentiert zu bleiben – ein Beispiel dafür wären automatisierte Verhaltensweisen wie beispielsweise das Autofahren.

8.4 Identifikation und Disidentifikation

Während Sie gerade diese Zeilen lesen, bemerken Sie so ein Grummeln im Bauch, und Ihre Gedanken sind vielleicht schon beim Abendessen. Sie können aber auch ganz bewusst einmal wahrnehmen, wo Ihre rechte Hand im Augenblick liegt bzw. was sie berührt. Der innere Beobachter ist jene Instanz, die eben beobachtet und weiß, worauf Ihre Aufmerksamkeit gerichtet ist – damit hatten wir uns gerade beschäftigt.

Wir können zusammenfassend sagen:

> Der verborgene Beobachter sorgt für die Wahrnehmung der Gegenwart.

> »Er entsteht durch die Differenzierung des Beobachters vom Beobachteten. Manchmal erscheint uns das Leben wie ein Film. So kann man sich die Frage stellen: ›Bin ich Schauspieler in diesem Film? Bin ich Zuschauer? Bin ich beides zugleich oder wechseln Handelnder und Beobachter einander ab?‹« (Harrer 2008, S. 2).

Aber um beobachten zu können, muss ich in diese Metaebene gehen, muss mich disidentifizieren. Wenn wir die Musterorganisation untersuchen, die bei einem Klienten zum Problemerleben führt, nehmen wir regelmäßig wahr, dass sich der Klient mit dem, was wir sein »Ich« nennen, einmal mit der einen Seite (»Ich habe Angst und traue mich nicht«) und dann wieder mit der anderen Seite (»Die Angst ist blöd und soll weg!«) voll identifiziert hat. Die beobachtende Position der Steuerungsinstanz hat die Metaposition aufgegeben und sich mit einer Seite »verwechselt« – der Autopilot wurde eingeschaltet, und die Steuerungsinstanz hat sich ins Koma verabschiedet.

Teil des Problemmusters, so lehrt uns die Hypnosystemik, ist es also, dass das »Ich« jeweils intensiv mit einer oder mehreren Seiten assoziiert ist und so seine Metafunktion einbüßt. Da hypnosystemische Therapeuten ihre Intervention letztlich als das Bilden von wirksamen Unterschieden im Therapieprozess verstehen, folgt für mich daraus, dass genau diese intensive Assoziiertheit (Identifikation, »Verwechslung«) des »Ich« mit den Seiten/Anteilen verändert werden muss – am besten in Richtung einer stärkeren Dissoziation des »Ich« von den Anteilen. So arbeitet die hypnosystemische Teiletherapie immer vom bewussten Ich in der Gegenwart her und versucht, dieses in seinem Führungsanspruch und seiner Richtlinienkompetenz für das ganze System zu stärken. Die im Problemtrance-Erleben aktivierten Kindheitsmuster werden zur Kenntnis genommen, aber es wird kein Neuerleben in der Gegenwart durch Rollenwechsel in den Kind-State angestrebt. Das ist auch völlig konsequent, weil wir aus konstruktivistischer Sicht die Vergangenheit nicht mehr nachträglich verändern können – sie ist ja »ver-gangen« –, sondern nur noch die Bewertung der Vergangenheit in der Gegenwart. Dennoch muss man die Erfahrung des Leids beim Klienten würdigen, auch wenn er nicht explizit dazu eingeladen wird, durch State-Wechsel wie in der Ego-State-Therapie noch einmal persönlich ganz in den kindlichen Zustand »hineinzugehen«, der »traurige kleine Paul« zu werden. Nach dieser wichtigen Unterschiedsbildung der Teilekonzepte kehren wir wieder zurück zur Frage über die Dissoziation der Anteile vom bewussten Ich.

> »Um Missverständnisse zu vermeiden: Dissoziation wirkt natürlich nicht immer hilfreich, sondern nur dann, wenn sie einen wirklichen Unterschied zum bisherigen Problemmuster macht – wenn vorher als Teil des Problemmusters schon viel Dissoziation erlebt wurde, sollte oft genau in die Gegenrichtung interveniert werden. Aber in den hier beschriebenen Fällen finden wir meist als Teil des Problemmusters eben massive Assoziiertheit der ›Seiten‹ mit dem ›Ich‹. Dann aber kann der gut gemeinte Versuch, sich intensiv inhaltlich mit den ›Seiten‹ zu beschäftigen, eher die bisher schon problematische Assoziiertheit noch verstärken, dies wäre ein das Problem eskalierender Lösungsversuch« (Schmidt 1993).

Alles, was hilft, die Symptomtrance zu verringern, stärkt die Metaebene und damit den Beobachter – und um dies effektiv zu tun, ist das Pendeln zwischen Symptom und Lösung der richtige Weg.

Zusammenfassung »Disidentifikation«: Wenn wir von einem systemischen Modell der menschlichen Psyche ausgehen, sind wir in der Regel in bestimmte »Zustände« involviert. Wir sind identifiziert mit glücklichen, ärgerlichen, traurigen oder faulen (An-)Teilen von uns bzw. eben mit verschiedensten anderen Zuständen. Durch Disidentifizierung lernen wir, diese verschiedenen Zustände und den automatischen Wechsel zwischen ihnen zu beobachten. Der innere Beobachter sollte allparteilich auf alle Teile schauen. Je mehr wir uns mit ihm identifizieren, umso weniger identifizieren wir uns mit den einzelnen, momentanen Seiten/Zuständen und stärken so unsere Metaposition.

8.5 Die steuernde Instanz aus der hypnosystemischen Sicht: der Systemorganisator

Nach den in diesem Buch bisher vorgetragenen Ideen sind wir Teiletherapeuten uns darin einig, dass es eine stabile Ichidentität als monadischen, einheitlichen Grundzustand nicht gibt, sondern wir gehen wie Hanswille und Kissenbeck (2008) von unterschiedlichen »Ichkonstellationen« aus, die systemischen Organisationsprozessen unterliegen. Die Einigkeit mit anderen Schulen wie der Transaktionsanalyse, der Schematherapie oder der Ego-State-Therapie hört aber da auf, wo es um die Rolle einer »steuernden Instanz« für das Selbstsystem geht. »Die wesentlichen Unterschiede der Konzepte liegen in ihrem Verständnis des Ich oder des Selbst darin, ob es ein zentrales Ich oder Selbst gibt und wer oder was die ›Ichanteile‹ steuert. Außerdem gibt es unterschiedliche Ideen dazu, wie Ichanteile entstehen, und Vorstellungen davon, wie sie mit Energie versorgt werden, damit ihr Bestand gesichert ist« (ebd., S. 108).

Systemorganisatoren in größeren Unternehmen planen und gestalten selbstständig komplexe Organisationssysteme, entwickeln Organisationsstrategien und koordinieren Aufgaben im Gesamtbereich der Organisation – unter Berücksichtigung der Belange des Unternehmens.

Auch Strukturen im inneren System müssen nach meiner Überzeugung diese Aufgaben wahrnehmen, um die einzelnen Persönlichkeitsanteile zusammenzuhalten und ein Gefühl der Kohärenz im Selbstsystem zu erzeugen – die Fähigkeit, das System zu beobachten und daraus zielführende Schlüsse zu ziehen, ist eine der vornehmlichsten Aufgaben des Systemorganisators und entspricht dem, was Hilgard über den »hidden observer« geschrieben hat. Diesen Teil im System hat Gunther Schmidt wie gesagt in seinem hypnosystemischen Modell das »Steuerungs-Ich« oder die »steuernde Instanz« genannt, die Transaktionsanalyse nennt ihn den »Erwachsenen-Ichzustand«, Friedemann Schulz von Thun in seinem Modell den »Häuptling« oder den »Chef«. Über dieses bewusste Ich als Steuerungs- bzw. Kontrollinstanz, das den Anteilen übergeordnet ist, schreibt Mücke: »Bewusste Steuerungsinstanz (bewusstes Ich) ist zuständig für die innere Repräsentanz aller Anteile des psychischen Systems in ihrer Gesamtheit (Gesamtpersönlichkeit), Koordination der verschiedenen Persönlichkeits-Seiten, übergeordnete/r Präsident/in im psychischen System« (Mücke 2007, S. 170).

Für mich ist dieser Systemorganisator (ein Begriff, den ich weiter unten noch ausführen werde) das, was man gemeinhin als »Erwachsenen-Ich« oder »Alltags-Ich« bezeichnet – mit seiner Spezialisierung auf Systemsteuerung, Selbstreflexion, Einfühlung und Handlungsplanung sowie Beobachtung. Es entspricht dem, was Gerald Hüther in seinen Büchern über die Funktion des präfrontalen Kortex, des menschlichen Frontalhirns, schreibt: »Ohne Frontalhirn kann man keine zukunftsorientierten Handlungskonzepte und inneren Orientierungen entwickeln, kann man nicht planen, kann man die Folgen von Handlungen nicht abschätzen, kann man sich nicht in andere Menschen hineinversetzen und deren Gefühle teilen, auch kein Verantwortungsgefühl empfinden. Unser Frontalhirn ist diejenige Hirnregion, in der wir uns am deutlichsten von allen Tieren unterscheiden«

(Hüther 2017, S. 42)[13]. Das Gehirn reift von hinten unten (Hirnstamm) nach vorne oben, und somit ist der präfrontale Kortex die jüngste Errungenschaft in unserer Hirnentwicklung. »Der frontale Kortex ist phylogenetisch der jüngste Teil des Neokortex. Es wurde immer wieder vermutet, dass die ›höchsten‹ integrativen Leistungen, die der Mensch auszuführen vermag, durch diesen Teil des Kortex gesteuert und kontrolliert werden« (Kammer u. Karnath 2006, S. 496).

Dieses hypnosystemische Verständnis des Systemorganisators ist eigentlich ganz sachlich, nüchtern, neurobiologisch und funktional und weit von der Dimension entfernt, die Richard Schwartz in der IFS für das »wahre Selbst« postuliert. »Wir haben alle einen Kern, der unser wahres Selbst ist, unsere spirituelle Mitte. (…) Verbunden ist das Selbst mit jenem tieferen Wesensgrund, von dem die spirituellen Lehrer sprechen und der manchmal ›Gott‹ genannt wird«, schreibt ein Schüler von Richard Schwartz (Earley 2014, S. 46).

An diesem Punkt will ich mich von der klassischen Ego-State-Theorie, wie ich sie von John Watkins und seinen Schülern gelernt habe, ganz deutlich abgrenzen: Das Alleinstellungsmerkmal der Ego-State-Therapie ist es, dass es unendlich viele Ego-States gibt und scheinbar keine Hierarchie – keinen inneren Teamleiter. In der Therapie hat sich für mich die Imagination einer steuernden Innenperson bewährt, die eine Geschäftsordnung vorgibt und auch darauf achtet, dass keiner im System zu kurz kommt, aber auch keiner bevorzugt wird. Diese Struktur kann integrierend wirken, um die Kooperation im System zu verbessern und damit das Problemlöseverhalten zu optimieren. Außerdem weiß man von Organisationen und Gruppen, dass diese am besten funktionieren, wenn sie eine flache Hierarchie und eine koordinierende Leitung besitzen – basisdemokratische Prozesse sind zwar wünschenswert, aber verbrauchen für einen Konsens zu viel unnötige Energie und Ressourcen. Und genau für diese Endlosdiskussionen, wie ich sie noch aus den Wohngemeinschaften

13 Siehe dazu auch www.akademiefuerpotentialentfaltung.org.

der 1970er-Jahre kenne, hat das Gehirn keine Zeit – es muss schnell reagieren und das Muster/den Anteil identifizieren, der das Problem am besten lösen kann.

Nach meinem Verständnis braucht es in jedem inneren System einen Systemorganisator, wie immer man ihn nennen mag. Durch Nutzung der höheren mentalen Fähigkeiten in der späteren Kindheit entsteht automatisch so etwas wie ein erwachsener Anteil, der die Funktionen des präfrontalen Kortex nutzt, um seine Aufgabe zu erfüllen – man könnte es auch das Gegenwarts-Selbst – selbst bei Kindern – nennen.

Welche Eigenschaften werden in der Literatur diesem Erwachsenen-Anteil zugeschrieben? Nach Günther Mohr (2009), einem TA-Therapeuten, findet sich:

- Er ist sachlich – hat also eine Funktion; es zeigt einen Ausdruck nach außen (kontextbezogen) und nach innen (innerer Beobachter).
- Er hat etwas mit unserem Denken zu tun.
- Er filtert Reaktionen und Impulse der kindlichen Zustände und der Introjektionen (so wie im Strukturmodell der Psychoanalyse).
- Er kommuniziert die innere Dynamik zwischen den Teilen nach außen und setzt diese in funktionale Ausdrucksqualitäten um.
- Er hat etwas mit dem Erwachsenwerden zu tun, mit verbessertem Realitätsbezug, mit realitätsgerechter Befriedigung von elementaren Bedürfnissen. Damit ist es kontextabhängig und verändert sich je nach Realitätskonstruktion.
- Er »fasst die heute realen (oder möglichen) Ich-Zustände, die die Person bildet, zusammen« (Schmidt 1986, S. 12). Dann wäre es so was wie das Kern-Selbst bei Watkins?
- Er ist eine angemessene, erwachsene Reaktion auf die Gegenwart, ohne zu viel »neurotische« Beimischung durch kindliche Anteile.

So viel zu dem Systemorganisator und seiner wichtigen Funktion im Zusammenspiel der Seiten und Musterbildungen.

9 Die Arbeit mit dem inneren System

Im Kapitel 7 über die Utilisierung der Problemtrance-Muster bin ich in meinem Denkmodell zunächst von einer Zwiespältigkeit im Inneren des Herrn Blau ausgegangen: In den Momenten der Ambivalenz erleben wir uns oft zerrissen zwischen zwei oder mehr Ansichten, hören mehrere Stimmen in uns, oder es schlagen zwei Herzen in unserer Brust, und wir verspüren oft widersprüchliche Impulse, Gedanken und Gefühle. Dieser Zwiespalt knüpft an die Vorstellung der Hypnosystemik von der Problemkonstruktion an: Wenn ich ein Problem habe, dann habe ich es selbst konstruiert. Ein Problem als solches gibt es nicht, es ist immer die Folge einer Ist/Soll-Diskrepanz. Das heißt, das »Erleben an sich« wird durch die Einführung einer Ist/Soll-Diskrepanz gespalten, und um das Soll zu erreichen, werden Lösungsversuche unternommen. So entsteht ein Problem, welches auf diese Weise zirkulär aufrechterhalten wird. Das, was wir »Problem« nennen, ist eigentlich nur die Konstruktion von zwei antagonistischen Erfahrungspolen durch einen Beobachter – die Ist-Erfahrung und die Soll-Erfahrung. Und beide Erfahrungspole lassen sich durch die Einführung des Seitenmodells und der Arbeit mit Mustern/Anteilen für den Klienten gut erfahrbar machen – ein hilfreiches Konzept, wie wir oben gesehen haben!

Jetzt will ich aber einen Schritt weiter gehen und nicht mehr nur bei den einzelnen Anteilen stehenbleiben. Um der Versuchung aus der psychoanalytischen Tradition zu entfliehen, die die Inhalte und Herkunftseigenschaften der Anteile überbetont, möchte ich mich mit der inneren Choreografie des Teilesystems beschäftigen.

9.1 Das Unbewusste in der Hypnotherapie

Milton Erickson war in erster Linie Therapeut und Pragmatiker und nutzte, wie Peter (1987, S. 32 ff.) schreibt, die eingängige

Metapher des Warenhauses, in dem alle Eindrücke und Erlebnisse, alles Lernen und alle Erfahrung abgelegt seien, um seinen Klienten das »Unbewusste« nahezubringen. »Das Unbewusste besteht aus allem, was Sie im Leben gelernt haben. Das meiste davon haben Sie völlig vergessen, greifen aber in Ihren Verhaltensautomatismen darauf zurück. Ein großer Teil unseres Verhaltens sind also automatische Wirkungen dieser vergessenen Erinnerungen« (Erickson 1999, S. 61).

Somit geht die Hypnotherapie von der Grundannahme aus, dass die zur Lösung von Problemen notwendigen Fähigkeiten und Ressourcen im Erfahrungsspektrum des Klienten gespeichert sind, auch wenn er im Moment keinen Zugriff darauf hat. Das Unbewusste ist ein Hort unbegrenzter Möglichkeiten für kreative Um- und Neukonstruktionen von Einstellungen und Zielfindungen. Diese Sicht entspricht der Vorstellung der modernen Hirnforschung von der Plastizität und Vernetzbarkeit des Gehirns bis ins hohe Alter. Mit dieser Betonung des Informations- und Gedächtnisaspekts des »Unbewussten« dürfte Erickson in der Epoche nach Freud sehr zur »Entmystifizierung« des Unbewussten beigetragen haben. Diese, wie ich finde, positive, ressourcenorientierte Konzeption des »Unbewussten« liegt sicher auch in der Biografie von Milton Erickson begründet, da er ab dem 17. Lebensjahr durch die Polioinfektion völlig gelähmt war und sich nichts sehnlicher wünschte, als mit seinem Schaukelstuhl ans Fenster zu gelangen und einen Blick in den Garten zu werfen. Die Kraft, seine Sehnsuchtsziele zu verwirklichen, hat er sicher seinem kreativen Unbewussten entnommen.

So haben wir schon zwei wichtige Bestimmungen für das Unbewusste bei Milton Erickson gefunden:

- das Unbewusste als Langzeitgedächtnis (Metapher Warenhaus) und
- das Unbewusste als Quelle von Ressourcen.

Lassen Sie mich noch ein paar sozial-konstruktivistische Ideen zum Unbewussten ergänzen, die ich bei Burkhard Peter gefunden habe (Revenstorf u. Peter 2001, S. 49 ff.). Peter betrachtet das Unbewusste bei Erickson als ein zeitgeschichtlich variables Medium, auf das der Therapeut und der Patient als »Therapeutisches Tertium« (Referenzpunkt) Bezug nehmen können: die Weisheit des »Organismus« (Gunther Schmidt). Diesem Unbewussten hat man in der Hypnotherapie in den letzten Dekaden immer wieder eine intrapersonale Gestalt gegeben, es erschien in den Trancegeschichten als weise, kluge und immer wohlmeinende Instanz – z. B. die weise alte Frau/der weise alte Mann oder der alte Löwe aus der »Löwengeschichte« von Bernhard Trenkle. Für Peter bedeutet der Hinweis auf das Unbewusste zum einen auch etwas Faktisches, d. h. etwas real im Gehirn Verortbares (das emotionale Gedächtnis im Zwischenhirn), »nämlich die in Form von neuronalen Erinnerungsspuren niedergelegten psychischen und physischen Fähigkeiten eines Menschen, die es gilt, zur aktuellen Problembewältigung zu reaktivieren« (ebd., S. 51). Aber er verweist auch darauf, dass wir über das Unbewusste oft verdinglicht sprechen, als sei es eine Instanz, eine Person im Inneren eines Menschen, eine Entität. Auch für Schmidt ist das Unbewusste »nur eine geniale Metapher, die ein höchst wirksames therapeutisches Doublebind schafft. Egal, was der Klient tut, der Therapeut kann nicht entwertet oder gekontert werden, denn das Unbewusste wird als autonome und kompetente Autorität sogar vom Therapeuten selbst angerufen. (...) Das Schöne dabei ist, dass der Klient unausweichlich in die Situation gestellt wird, dass er weise, hilfreiche und fähige Anteile hat, die Problemlösung erreichen werden« (Schmidt 2004, S. 148).

Dieser letzte Satz stellt eine enge Beziehung zwischen dem ericksonschen Unbewussten und den inneren Anteilen her. Wenn alle denkbaren Anteile eigentlich nach dem Prinzip der guten Absicht handeln – auch wenn wir Ausdruck und Intention unterscheiden müssen (s. Abschn. 7.2) –, dann sind sie doch Botschafter eines kreativen Unbewussten, und damit ist der Teilebegriff in einer modernen hypnosystemischen Teilearbeit, wie ich sie verstehe, gewissermaßen eine ausdifferenzierte Form des »Unbewussten«. Havens beschreibt in seiner Form der Teilearbeit als einem »Neo-Ericksonian-Approach« die bewusste/unbewusste

Dichotomie als eine stark übervereinfachte Bequemlichkeit und fährt fort: »Im täglichen Leben funktionieren wir gleichzeitig auf verschiedenen Ebenen der Wahrnehmung, des Denkens und der Handlungen. Jede dieser Ebenen operiert wie ein eigenständiges ›minimind‹. Auch wenn wir vielleicht denken wollten, dass diese verschiedenen Ebenen der Aktivität alle überwacht und in ein zusammenhängendes Set von Verhalten integriert werden, über das wir dann bewusst Kontrolle haben, so scheint dieses nicht der Fall zu sein. Jedes Individuum scheint eine Anzahl von Geistesoperationen relativ unabhängig voneinander parallel auszuführen, und das ist weniger eine in sich geschlossene Gestalt oder eine einfache bewusste/unbewusste Aufspaltung« (Havens 2002, S. 10 ff.).

9.2 Das Warenhaus und seine Abteilungen

Das Unbewusste, so erzählte Milton Erickson seinen Klienten, sei wie ein Warenhaus, in dem alle Eindrücke und Erlebnisse, alles Lernen und alle Erfahrung abgelegt seien, »ein großer Teil unseres Verhaltens sind also automatische Wirkungen dieser vergessenen Erinnerungen« (Erickson 1999, S. 61). Und diese Waren, diese in Abteilungen, Regalen und Kisten abgelegten Erinnerungsmuster, diese vernetzten Strukturen sind Folgen von Erfahrungen zwischen uns und den Bindungspersonen im Außenraum ebenso wie den Erfahrungen mit uns und unseren inneren Widersprüchen, Perspektiven und bedürfnisgeleiteten Interaktionen im inneren System. So wurden bestimmte Lösungen von Problemen in der Kindheit nachhaltig gebahnt und effektiv in Netzwerken stabilisiert. Es entstanden zeitstabile Lösungsmuster und das Gehirn strukturierte sich nutzungsabhängig. Zur Erinnerung: Muster sind aus Sicht der Hirnforschung Struktur gewordene Erfahrungen, die im Laufe des Lebens erworben und im Gehirn verankert wurden. Es sind Verschaltungsmuster zwischen den Nervenzellen, die dann unbewusst unser Fühlen, Denken und Handeln weitgehend bestimmen. Immer dann, wenn eine solche Verschaltung aktiviert wird, entsteht ein bestimmtes

Erregungsmuster, das das Denken, Fühlen und Handeln eines Menschen aktuell bestimmt.

Alle Lebensprozesse lassen sich aus Sicht der Hypnosystemik als Ausdruck von regelhaften Musterbildungen in der Gegenwart beschreiben. Diese stabilisierten Netzwerke und Muster sind aber in verschiedenen Kontexten in der Vergangenheit entstanden und sind somit eine Art Gedächtnis meiner Entwicklung – alles, was mir begegnet ist, hat sich mir eingeprägt. Diese Muster oder Teile erzählen somit die Geschichte meiner Problemlösestrategien und haben Bezug zur Potenzialhypothese. »Die ericksonsche Hypnotherapie geht von der Grundannahme aus, dass in praktisch allen Fällen die Grundkompetenzmuster, die für eine gesunde Lösung von psychischen, psychosomatischen und/oder interaktionellen Problemen verwendet werden, im Erfahrungsspektrum der Beteiligten gespeichert sind (…). Jedem Menschen steht eine Vielzahl von Erlebnismustern – meist gespeichert in seinem unbewussten Erlebnisrepertoire – zur Verfügung. Jeder Erlebnisprozess fokussiert selektiv auf bestimmte Wahrnehmungsmöglichkeiten; mit diesen erlebt man sich als assoziiert, andere werden ausgeblendet oder treten in der Wahrnehmung zurück, sie werden dissoziiert. Dabei bleiben sie aber, selbst wenn sie ›vergessen‹ werden, als Potenzial verfügbar« (Schmidt 2004, S. 51 f.).

Wie lassen sich die abgelegten »Erlebnismuster« nach bestimmten Kategorien sortieren? Hat das Warenhaus Abteilungen, in denen Muster oder Anteile aufgrund eines bestimmten Merkmals getrennt von anderen Mustern aufbewahrt werden? Ist dafür der Herkunftsgrund in der Vergangenheit maßgeblich, warum die Muster damals gebildet wurden, oder eher die Funktion, die sie heute für die Problemlösestrategien des Klienten haben? Das Erstere wäre eine eher psychoanalytisch inspirierte Haltung, die die Anteile nach ihrer Genese ordnet, das Zweite eher die Sicht von Virginia Satir (1916–1988) und Richard Schwartz, dem Erfinder der Inneren-Familiensystem-Theorie (IFS-Theorie), der die Ideen von Satir weiterentwickelt hatte.

Zwischen Loyalitätsbildung und Individuation

Aber bevor ich zu Richard Schwartz und seinem systemischen Ansatz komme, möchte ich Ihnen eine für mich sehr hilfreiche Einteilung möglicher Muster der Vergangenheit vorstellen, wie sie im hypnosystemischen Kontext für die Ursache psychischer Probleme diskutiert wird. Das bedeutet nicht, dass ich von einem hypnosystemischen Standpunkt aus der Meinung wäre, ein psychisches Problem könne nur gelöst werden, wenn seine Ursachen bekannt sind, wenn man sich mit ihm auseinandergesetzt hat und es zu einer wie auch immer verstandenen Aufarbeitung der eigenen Vergangenheit gekommen ist. Für mich geht es eher um das, was Klaus Mücke so ausdrückt: »Die allgemeinen menschlichen psychischen Triebkräfte bzw. Strebungen können durch eine analytische Konstruktion auf zwei wesentliche Persönlichkeitsaspekte reduziert werden: nämlich das *Streben nach Autonomie* und das *Streben nach Loyalität*. Die eine Seite der Persönlichkeit achtet darauf, dass die *eigenen vitalen Bedürfnisse und Interessen* ausreichend berücksichtigt werden und gleichzeitig das Gefühl souveräner *Entscheidungsfreiheit* entsteht, womit die *Autonomie* gewahrt und gewürdigt bleibt« (Mücke 2007, S. 169, Hervorhebung im Original).

Mit dem bekannten Hirnforscher Gerald Hüther teile ich die Wertschätzung für Wachstum und Individuation eines jeden Menschen, und deshalb sind meine folgenden Ausführungen auch nachhaltig von seinen Ideen geprägt.

Wenn wir als Hypnotherapeuten unsere Klienten zu Imaginationsübungen einladen, verbinden wir damit mindestens zwei Absichten:

- Wir aktivieren im Gehirn das angeborene Aktionssystem »Spielen« und damit das Neugierverhalten. Dieses wiederum kann das Gefühl von Sicherheit und Geborgenheit im Hier und Jetzt erhöhen, und
- wir stimulieren durch die Imagination die beiden basalen Grundbedürfnisse, mit denen wir schon auf die Welt gekom-

men sind und die uns seither durchs Leben begleiten: Individuation und Bindung.

Hüther (2008; Hüther u. Krens 2008) meint, dass allein die Tatsache, dass wir im Uterus in den neun Monaten die Erfahrung machen, via Nabelschnur sicher an das Versorgungssystem unserer Mutter angebunden zu sein, und gleichzeitig erleben, dass wir wachsen und uns entfalten, dass diese Tatsache in uns eine unzerstörbare Erfahrung dieser beiden Erlebnisqualitäten Individuation und Bindung (auf körperlicher Ebene) verankert. So entsteht im Gehirn eine Repräsentanz dieser beiden Zustände, und wir kommen mit der Erwartung auf die Welt, dass es so weitergehen wird – und wenn es gelingt, dann tut es das auch.

Dieses in der Erwartung des Säuglings ausgedrückte Grundbedürfnis nach Bindung, nach Verbundenheit zu den uns wichtigen Bezugspersonen, und die daraus folgenden Nähe- und Zärtlichkeitswünsche sind in den Imaginationsübungen, die ich mit meinen Klienten mache, bildlich gesprochen die Wurzeln, die wir in die Erde senden, die Bäume, die Felsen, die festverankert stehen und uns stabilen Halt geben. Und das Grundbedürfnis der Individuation, des »Über-sich-hinaus-Wachsens«? Das findet sich wieder in den Flügeln, die wir uns wachsen lassen, um als Vögel aus dem kalten Norden in südlichere Gefilde zu fliegen (Stellvertreterübungen), sowie in den Reisen in ferne Länder und den Aufgaben, die wir zu meistern haben.

Dies alles ist von Anfang an da, das junge Gehirn ist lernbegierig und äußerst plastisch, aber die Situation, der Kontext, in den viele Klienten hineingeboren wurden, ist alles andere als hilfreich, um in ihnen die individuellen Möglichkeiten optimal zu entfalten – »Werde, der du bist« kann auch eine schale Illusion bleiben.

Die Aufgabe, die zwei Enden eines Seiles – der Wunsch nach Bindung und die Sehnsucht nach Individuation – sinnvoll und tragfähig für ein anstrengendes Leben, das vor ihm liegt, zu verbinden, das ist eine Kunst und der erste kreative Akt, den ein

Kleinkind mithilfe der Menschen, die es lieben und unterstützen, vollbringen muss. Normalerweise stürzt uns diese Aufgabe zunächst in ein heilloses Dilemma, weil wir beides gleichzeitig wollen: raus in die Welt (den Sandkasten, den Kindergarten, die Schule), wo es viel zu sehen und zu lernen gibt, und gebunden bleiben, gleichzeitig daheim sein, damit Mutter und Vater nicht traurig sind und uns vorwerfen, wir wären zu viel weg und damit undankbar. In der Regel kriegen wir diesen Spagat einigermaßen ohne hohe Folgekosten hin, auch wenn es bei jedem von uns irgendwo knirscht und zwickt.

Und wenn unsere Eltern aus eigener Bedürftigkeit, eigenen nicht gelebten narzisstischen Sehnsüchten oder der Unfähigkeit, Ordnung in ihr Leben zu bringen, uns bei diesem großen Schritt der Entwicklung unseres Selbst nicht hilfreich begleiten können? Wenn wir aus ganz egoistischen Gründen von Mama und/oder Papa verhätschelt wurden, uns keine Grenzen gesetzt wurden und wir den Eindruck vermittelt bekamen, wir seien »einfach nur toll«, und wir deshalb bald auch selbst glaubten, wir seien der Nabel der Welt und könnten Ansprüche stellen ohne Ende (Verwöhnungsmodell)? Oder aber, wenn wir immer wieder auf taube Ohren stießen und das natürliche kindliche Bedürfnis, von den Eltern (Geschwistern, Lehrern, Nachbarn usw.) wahrgenommen, gelobt und anerkannt zu werden, einfach unbefriedigt blieb und wir das Gefühl bekamen, es sei ein großer Fehler gewesen, überhaupt auf die Welt gekommen zu sein (Defizitmodell)? Wie auch immer: Wir mussten uns etwas einfallen lassen, um zu überleben.

Das sind die Sollbruchstellen unserer Entwicklung, und durch diesen Sozialisationsprozess entstehen die Muster, die ich im 6. Kapitel »Wie wir geworden sind – geprägte Muster« beschrieben habe. Somit lassen sich die Seiten/Anteile dem Thema Bindung und den damit gemachten guten oder schlechten Erfahrungen und auch der Erfahrung der Individuation zuordnen.

Wie von Mücke (2007) vorgeschlagen könnte ein Modell von »Steuerungsinstanz« zu den Seiten »Bindung/Loyalität« und »Autonomie/Individuation« wie in Abbildung 4 aussehen.

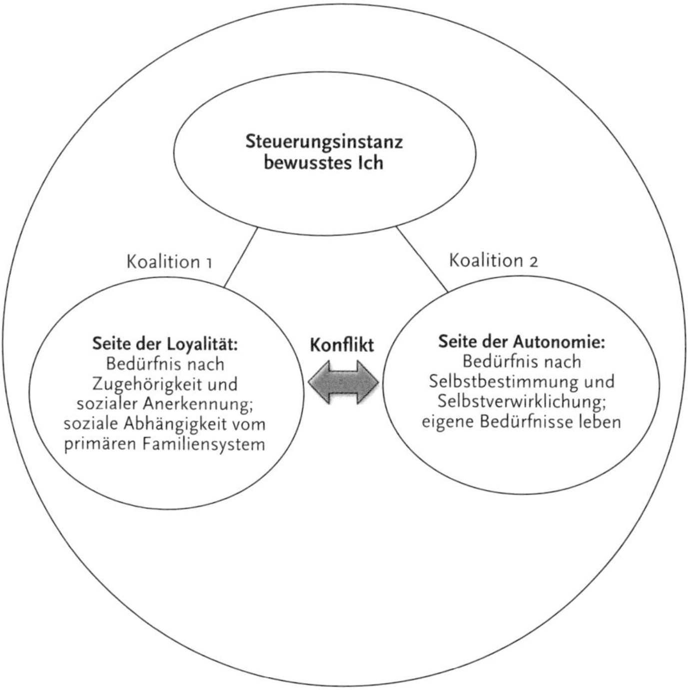

Abb. 4: Die drei Seiten der Persönlichkeitsmatrix nach Mücke (2007)

Funktionale Anteile in der IFS und bei Virginia Satir

Ein weiteres Modell zur Einteilung der verschiedenen inneren Seiten/Anteile nach funktionalen Gesichtspunkten möchte ich Ihnen jetzt vorstellen. Die »Systemische Therapie mit der inneren Familie« (IFS) ist ein Modell für die Multiplizität der menschlichen Psyche und stellt einen systemischen Therapieansatz mit intrapsychischem Fokus dar. Laut Schwartz kann man sich dieses innere System analog zu einer Großfamilie vorstellen, »als innere Menschen mit unterschiedlichem Alter, Temperament, verschiedenen Talenten und Wünschen« (Schwartz 1997, S. 93 f.). Neben einer unbestimmten Anzahl von Teilen gibt es im Kern noch ein

Selbst (engl. »true self«), das den Sitz des Bewusstseins darstellt. Grundsätzlich sind alle Teile wertvoll und an einer konstruktiven Zusammenarbeit interessiert. Schwartz organisiert die Teile in drei Gruppen nach rein funktionalen Gesichtspunkten. Diese drei Anteile ergeben mit dem »wahren Selbst« ein arbeitsteiliges Organisationssystem des psychischen Verarbeitens mit spezifischen Aufgaben. Schwartz unterscheidet

- verdrängte Anteile als »Verbannte« (engl. *exils*),
- die in der Verbannung haltenden, proaktiven Anteile als »Manager« (engl. *manager*) und
- »Feuerbekämpfer« als aktive Verstärkung im Notfall (engl. *firefighters*).

Das Therapieziel ist es, das Gleichgewicht und die Harmonie im inneren System wiederherzustellen – und zwar durch Abgrenzung des Selbsts von den Teilen, sodass das Selbst wieder die Führung übernehmen kann. Laut Schwartz erkennt man das daran, dass Klienten »beschreiben, sich zentriert zu fühlen, ein Zustand von ruhigem Wohlsein und Unbeschwertheit (…) Dieser Zustand ähnelt dem, wie Menschen eine Meditation beschreiben, (…) einen Zustand, den Buddhisten Achtsamkeit nennen« (Schwartz 2004, S. 65 f.). Die Parallelen zum Buddhismus sind so von Schwartz durchaus beabsichtigt, denn auch in der Achtsamkeitspraxis gibt es eine Reihe von Übungen, die dazu geeignet sind, die nötigen Bedingungen zu schaffen, um den Zustand der Selbstführung zu erlangen.

Ich möchte Sie an dieser Stelle noch einmal an ein verallgemeinertes Modell der kognitiven Kontrollsysteme bei Ernest Hilgard (1989) erinnern (s. Abschn. 8.3) und an dieser Stelle seine drei Prämissen zitieren:

a) »Die erste Prämisse lautet, dass es untergeordnete kognitive Verarbeitungssysteme gib, wobei ein jedes ein gewisses Maß an Einheitlichkeit, Dauerhaftigkeit und Funktionsautonomie aufweist. Diese Systeme können meist miteinander interagieren, aber unter besonderen Bedingungen können sie auch untereinander isoliert sein« (ebd., S. 10).

b) »Die zweite Prämisse besagt, dass es wohl irgendeine übergeordnete Kontrolle geben muss, die die Interaktion und Konkurrenz jener Strukturen regelt; gäbe es keinen Prozess selektiver Dominanz, so herrschte eine wahre Sintflut gleichzeitig ablaufender Gedanken und Handlungen.

c) Und die dritte Prämisse ist, dass eine Art zentrale Überwachungs- und Kontrollstruktur vorhanden sein muss« (ebd., S. 10–11).

Wenn wir nun die hilgardschen Ideen über die »verborgenen Stufen der kognitiven Verarbeitung« (ebd.) und die Funktionsanteile von Richard Schwartz verbinden, dann könnten wir ein Modell entwickeln, wie ich es in Abbildung 5 zusammengefasst habe.

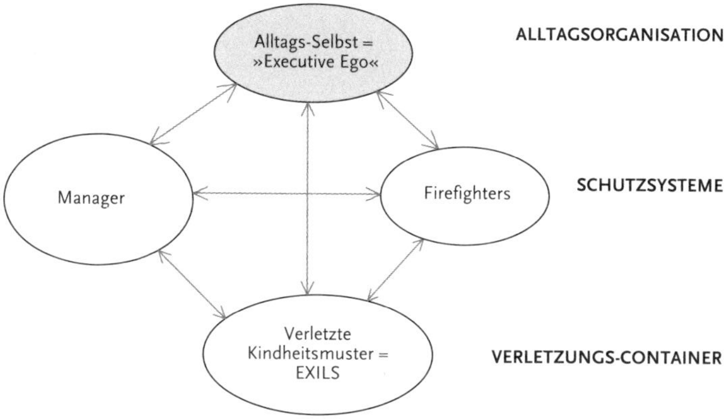

Abb. 5: Die hierarchische Organisation des inneren Systems nach R. Schwartz (1997)

Auch Virginia Satir (2005a, b) hatte sich von Gregory Bateson und seinem systemdynamischen Kommunikationsbegriff für die systemische Therapie abgegrenzt und als Pragmatikerin nach Wegen gesucht, die Inkongruenz im inneren System ihrer Klienten erlebbar zu machen. In den sog. »Satir-Kategorien« stellte sie zu Mustern gebündelte Repräsentanzen inkongruenter Kommunikationsformen vor: der Beschwichtiger, der Ankläger, der Rationalist und der Ablenker (Satir 2005a, S. 71 f.). Liest man ihre Texte zur Arbeit mit inneren Anteilen, dann scheinen ihre Beschreibungen der »Teile des Selbst« (ebd., S. 71) in Worten, Gedanken, Körpersprache und Gefühlen den Definitionen für Ichzustände in der TA (durch Erik Berne) und für Ego-States (der beiden Watkins) sehr verwandt zu sein. Diese ganzheitlich dynamischen Konzepte von Ichzuständen führen die Botschaften, die ein Klient in seinem Inneren wahrnimmt, auf intrapersonale Entitäten zurück – was leider wieder ein Beitrag zur Verdinglichung ist, die wir in der Hypnosystemik unbedingt vermeiden wollen. Was ich aber nach dem Studium von Virginia Satir festhalten will: Botschaften werden durch Teile hervorgebracht, und alle Botschaften und Teile sind gleichermaßen gültig.

Für meine Arbeit in den letzten Jahren fand ich den systemischen Zugang zu den Anteilen von Richard Schwartz sehr spannend und hilfreich. Nur die Aussage, dass man sich dieses innere System analog zu einer Großfamilie vorstellen könne, »als innere Menschen mit unterschiedlichem Alter, Temperament, verschiedenen Talenten und Wünschen« (Schwartz 2004, S. 93 f.), bereitet mir doch erhebliche Kopfschmerzen. Warum immer wieder diese Verdinglichung nach dem Familienmodell? Auch Watkins beschreibt das Ziel der Teiletherapie dahingehend, »Konflikte zwischen den verschiedenen Ichzuständen, die eine »Selbst-Familie« innerhalb eines Individuums darstellen, zu lösen« (Watkins 2003, S. 57). Richard Schwartz, der in 70er-Jahren des letzten Jahrhunderts eine Familientherapieausbildung bei Salvator Minuchin machte, übertrug die systemische Sichtweise aus der Familientherapie auf die Innenwelt des Klienten und respektierte die Multiplizität unserer inneren Anteile als etwas Naturgegebenes, statt sie als Störung zu sehen, und so entwickelte er eine neue Methode.

Der wichtigste Grundsatz von Minuchins Theorie ist, dass jede Familie eine Struktur hat, und eine dauerhafte Veränderung in der Therapie lässt sich nur bewirken, wenn die Therapeuten die Struktur der gesamten Familie berücksichtigen und nicht nur in einem Teilsystem intervenieren.

»Subsysteme sind Einheiten der Familie basierend auf deren Funktion. (…) Subsysteme werden durch zwischenmenschliche Grenzen umschrieben und reguliert. In gesunden Familien sind Grenzen klar genug, um Unabhängigkeit und Autonomie zu schützen, und durchlässig genug, um gegenseitige Unterstützung und Zuneigung zuzulassen« (Nichols u. Schwartz 2006)[14].

Diese Entdeckung, dass Familien in funktional organisierten Subsystemen mit Grenzen organisiert sind, entpuppte sich als eine der entscheidenden Erkenntnisse der Familientherapie am Ende des letzten Jahrhunderts. Dieses Denken hat man nun auf das innere System des Individuums von Schwartz übertragen, um den Schritt von den äußeren Systemen Familie und Gesellschaft zur »Seele« als einem Innensystem zu machen.

14 https://moodle.umons.ac.be/pluginfile.php/40922/mod_resource/content/1/Minuchin%20-%20complément.pdf [17.09.2018].

10 Komplexitätsreduktion durch »belebte« innere Systemaufstellung: *Täter – Opfer – Retter*[15]

Wenn wir der Komplexität von einzelnen Zuständen oder Anteilen in uns gerecht werden wollen, hilft die Überlegung, ob bei einer vorgestellten Entwicklung eines Individuums bestimmte Musterbildungen wahrscheinlicher sind als andere, ob bei traumatisierten Menschen bestimmte Subsysteme bevorzugt auftreten usw. Auf diese Weise können wir die Komplexität des inneren Erlebens in der Therapie reduzieren. Meiner Ansicht nach kann aus hypnosystemischer Perspektive die Personifizierung von Anteilen im Therapieprozess hilfreich sein (vgl. die hypnosystemische Teilearbeit bei Gunther Schmidt und die positive Externalisierung bei Grossmann 2012), aber in der theoretischen Konzeptualisierung lauert die Gefahr der problematischen Ontologisierung – Gregory Bateson sprach einmal von den »epistemologischen Ungeheuern« bei der Konzeption der Teilearbeit (Bateson 1977, S. 53). Davor habe ich schon an verschiedenen Stellen gewarnt.

Nachdem ich Ihnen im letzten Kapitel das Ordnungsprinzip »Loyalitätsbindung« versus »Individuation« (Hüther 2008) und das Modell der IFS von Richard Schwartz mit den funktional organisierten Subsystemen »Exils – Manager – Firefighter« vorgestellt habe, folgt nun zu guter Letzt das Ordnungssystem aus dem Umfeld der Transaktionsanalyse.

10.1 *Mit Anteilen arbeiten heißt Unterschiede bilden*

Was müssen wir beachten, um nicht in die Falle einer solchen Ontologisierung von Teilpersönlichkeiten zu tappen?

15 Ich schreibe diese drei Begriffe im Folgenden immer kursiv, wenn ich damit Funktionsmetaphern aus der Teilearbeit auf der inneren Bühne meine.

- Auf der **Ebene der Interventionen** kann es nützlich sein, so zu tun, als ob die Angst, die Wut, ein kindliches Muster oder Ähnliches ein eigener verdinglichter Persönlichkeitsanteil mit eigenen Motiven, Absichten und Eigenschaften wäre – z. B. ein Kindanteil, ein sog. inneres Kind.
- Auf der **Ebene der Modellbildung** soll aber gelten: Psychische Prozesse sind eine Abfolge von sich wiederholenden bzw. sich selbst organisierenden Operationen und nicht durch Kindzustände der Vergangenheit hervorgerufen.
- Das aktuelle Problem ist nicht das in der Vergangenheit Erlebte per se, sondern die darauf in der Gegenwart folgende **Musterbildung** bzw. die fortbestehende Dominanz eines (Erlebnis-)Musters.
- Wir müssen uns hüten vor vorschnellen biografischen **Kausalkonstruktionen** im Sinne eines »weil damals … deshalb heute«.
- Die Personalisierung ist immer nur **Mittel zum Zweck.**
- Interventionen sind aus hypnosystemischer Sicht immer Maßnahmen zur **Unterschiedsbildung**.

Hypnosystemisch gesehen gibt es die Anteile, die Ego-States als Entitäten oder das »innere Kind« als solches gar nicht, es ist aber sehr nützlich, so zu tun, als ob es das gäbe, und dementsprechende Realitätskonstruktionen in der Gegenwart zu machen. In dem von mir vorgeschlagenen Ansatz bilden wir aus gutem Grund in partikularisierender Weise Unterschiede im inneren Erleben beim Klienten – und zwar deshalb: Wenn jemand unter etwas leidet, dann ist es typischerweise so ähnlich, wie wenn er einen Albtraum hat, den er nicht steuern kann. Aber es ist nicht der Inhalt, der das bewirkt, sondern immer die Beziehung des erlebenden Beobachters zum jeweiligen Inhalt – so die Botschaft der Hypnosystemik.

Das gilt auch für die sogenannten Traumatisierungen: Auch hier ist es immer die Beziehung, die ein erlebender Beobachter (Kybernetik zweiter Ordnung) zu dem jeweiligen Inhalt herstellen kann. Wenn jemand leidet, dann hat es hypnotherapeutisch gesprochen damit zu tun, dass jenseits aller Inhalte eine massive Assoziation zu dem gerade in dem Moment dominierenden, gerade feuernden Erlebnisnetzwerk stattfindet. Diese Assoziation, die zum Leiden beiträgt, kann nun durch eine sinnvolle Unterschiedsbildung – Intervention heißt immer nur Unterschiedsbildung – in diesem Netzwerk dazu beitragen, dass der Klient es schafft, zu diesem Assoziierten auf Abstand zu gehen – er kann sich von dem, was Leiden erzeugt, dissoziieren und seine Stärken und Ressourcen assoziieren. So weit die Theorie – wie lässt sich das in der Praxis umsetzen?

10.2 Fallbeispiel: Die Konstruktion des inneren Systems der Anteile

Lassen Sie mich das Ganze an einem Beispiel erklären:

Der 52-jährige Herr Grün kommt in die Therapiesitzung und berichtet von einem Ereignis, das sich in der letzten Woche zugetragen hat. Er und seine Frau machen an der Volkshochschule einen Keramikkurs, und Herr Grün sollte auf Anweisung des Kursleiters ein geometrisches Muster von einer Vorlage genau auf eine Vase übertragen. Dazu hatte er keine Lust, er wollte lieber an seiner Schale weiterarbeiten und protestierte. Der Kursleiter seinerseits wurde wohl auch etwas heftig und meinte: »Machen Sie das jetzt, das gehört auch zu den Arbeiten im Kurs.« Der Streit eskalierte, und Herr Grün beschimpfte den Kursleiter als autoritären Bevormunder, der Methoden anwende, wie er sie von der Stasi kenne, und zu dem »sturen Gepinsle« hätte er keine Lust. Zu seiner Frau gewandt sagte er noch: »Das ist ja so langweilig wie 30 Jahre Eheknast.« Er habe erst später begriffen, was er da angestellt habe, sei dann ein paar Tage in ein depressives Loch gefallen und habe sich wegen seiner herzlosen und aufbrausenden Art geschämt.

Aus hypnosystemischer Sicht gibt es kein Problem an sich, und die von Herrn Grün berichteten Wahrnehmungsprozesse und Realitätskonstruktionen sind nur dann ein Problem, wenn Herr Grün innerlich eine »Ist-« und »Soll«-Diskrepanz aufbaut, das, was wir eine Konstruktion antagonistischer Erfahrungspole nennen – ich habe dies oben ausführlich beschrieben. Dieses raptusartige Wutverhalten von Herrn Grün ist deshalb kein Problem an sich, weil es in einem anderen Kontext durchaus ein sinnvolles Verhalten darstellen könnte – z. B., wenn sein Chef verlangen würde, dass er auch noch um 2 Uhr nachts im Urlaub E-Mails beantworten müsse, oder wenn sein Familie durch autoritäre Übergriffe vom Nachbarn eingeschüchtert würde.

Aber Herr Grün wurde depressiv und schämte sich, was bedeutet, dass es in ihm einen Ambivalenz-, vielleicht auch Polyvalenzkonflikt gibt: Die eine Seite erzeugt ganz unwillkürlich das Verhalten (»das Problem«), und eine andere Seite ist betroffen, beschämt und will das »Problem« loswerden.

Was können wir tun?

Phase 1:
Wir können, wie in Kapitel 7 beschrieben, ein Dissoziationsmodell nutzen (Seitenangebot) und ein Sprachmuster anbieten: »Eine Seite von mir ist oft ungerecht wütend und leidet, und eine andere Seite reagiert darauf mit Scham ... nicht der ganze Herr Grün ist wütend, sondern nur eine Seite ...« Das wirkt in der Regel schon sehr erleichternd.

Wer mehr an Steve de Shazer orientiert ist, würde zu sich sagen: »Problem-talk leeds to problems – solution-talk leeds to solutions«, und würde jetzt auf die Lösung fokussieren und eine Vertiefung des Gesprächs über das Problem, die frustranen Lösungsversuche usw. vermeiden. In unserem Sprachraum, darauf hat Gunther Schmidt immer wieder hingewiesen, kann der Klient das als Unhöflichkeit und Desinteresse an seinem Leid und seinem Mitteilungsbedürfnis auffassen. Daher ist es sinnvoll, nach seinen Erfahrungen im Umgang mit dem Problem und den Auswirkungen seiner Lösungsversuche zu fragen. Nach diesem Pacing würden wir dann aber so handeln wie im Kapitel 7 beschrieben. Wir würden auch mit dem Klienten eine Reise in die Lösungszeit unternehmen, die Wunderfrage stellen, nach den

Ausnahmen fragen usw. So eine Fokussierung auf die Lösungstrance kann als Unterschiedsbildung vielleicht reichen, um vorübergehend mehr Wohlbefinden und mehr Freiheitsgrade für den Klienten zu erzielen, trägt aber die Gefahr in sich, dass das im Verborgenen schlummernde Muster nicht angesprochen wird und in der Zukunft immer wieder neu getriggert werden kann. Deshalb mein Vorschlag, das innere Netzwerk zu erkunden, das die Erfahrungen trägt, die das Wutverhalten antriggern – es ist zu erwarten, dass es sich um lebensbiografische Erfahrungen der Vergangenheit handelt.

Phase 2:
Ein Blick in die Vergangenheit ist dabei sehr hilfreich:

Herr Grün wuchs in der DDR auf, sein leiblicher Vater ist unbekannt, er wuchs bei seiner Mutter und ihrem Partner, einem Offizier der Volksarmee auf. Dieser wird als willkürlich, sadistisch und gewalttätig geschildert. Herr Grün war mehrfach in der Kinder- und Jugendpsychiatrie und später wegen versuchter Republikflucht im Gefängnis.

Ich gehe bei meinen Überlegungen davon aus, dass einzelne Erlebniselemente zum Thema Gewalt, Einengung, Sich-nicht-unterordnen-Wollen und der unbändige Drang nach Freiheit ein großes, seine Persönlichkeit prägendes Netzwerk bilden – zu dem das Knüpfen von Erinnerungsbildern gehört sowie Gefühle von Angst, Hass und Verzweiflung, heftige Körpergefühle und Aktivierungen der Notfallprogramme Flucht/Kampf und Unterwerfung. Es geht mir jetzt nicht darum, durch biografische Kausalkonstruktionen im Sinne von »weil damals, deshalb heute« die Problematik von Herrn Grün zu deuten – die wird sich so wohl kaum auflösen lassen.

Ich möchte vielmehr die Struktur dieser Netzwerke und ihre Knotenpunkte sichtbar machen und durch Unterschiedsbildung Veränderungsprozesse anstoßen – und dafür gilt: Um Unterschiede in die Muster (Vernetzungen von Erlebniselementen) einzuführen, die bisher mit dem Problemerleben assoziiert waren, »müssen nicht alle Elemente oder Wechselwirkungen des Musters verändert werden. Es reicht auch aus, schon wenige oder gar nur einzelne Elemente des Musters zu verändern, z. B. nur die Art der Beschreibung (narrativer Ansatz), oder die Benennung des Problems (Etikettierung, Labeling) oder die Bewertung (positive Konnotation, Reframing) oder das Verhalten oder den Ort etc.« (Gunter Schmidt)[16].

Um zu einer synergetischen Optimierung der Wirkkräfte dieses umfassenden Netzwerks von »Teil-Systemen« zu kommen, ist es für mich sinnvoll, nach einer Möglichkeit zu suchen, diese Anteile wie auf einer inneren Bühne zu visualisieren und in einer Art innerer Aufstellungsarbeit die Verbindungen zwischen ihnen zu untersuchen. Diese kann sehr wertvoll sein – insbesondere dann, wenn diese »Seiten/Teile/Muster« nicht wahrgenommen, abgewertet oder mit Exorzismus bedroht waren. Wenn wir herausfinden können, welche Bedürfnisse sie präsentieren, welche Bindungserfahrung sich in ihnen niedergeschlagen hat, mit welchen auch traumatischen Erinnerungen sie verknüpft sind, dann ist schon die Aufmerksamkeitsfokussierung auf die Knotenpunkte des Erlebens eine erste Musterunterbrechung.

Um die Komplexität der Netzwerkstruktur zu reduzieren und Interventionen effektiver zu machen, schlage ich vor, dass wir gedanklich eine Schablone über die Netzwerkkarte legen und unseren Blick auf ein paar wesentliche Knotenpunkte beschränken – so, wie die Menschen in den unendlichen Sternenhimmel schauten und meinten, in der beängstigenden Vielfalt »Sternbilder« wie den großen Wagen, Kassiopeia usw. entdecken zu können. Als Schablone schlage ich dafür das Drama-Dreieck von Stephen Karpman vor, einem Therapeuten aus der Schule der Transaktionsanalyse.

16 Handout des Workshops »Konzept hypnosystemischer Interventionen (und Aufbau des Beratersystems)«.

10.3 Das Drama-Dreieck

Das Drama-Dreieck ist ein soziales Modell, welches als hilfreiches Analysewerkzeug zum Verständnis menschlicher Interaktionen seit Ende der 1960er-Jahre bis heute für die Literaturanalyse von Märchen, Heldensagen und Romanen, aber auch für die Klärung interpersoneller Rollendynamiken von zwei und mehr Personen in der Psychologie eingesetzt wird. Die darin beschriebenen typischen Rollenkonstellationen bei Konflikten mit Täter, Retter und Opfer wurde 1968 von dem US-amerikanischen Transaktionsanalytiker Stephen Karpman erstmals beschrieben.

Bei der Beschreibung realer Interaktion im Außenraum ist der Täter zumeist ein Ankläger, ein Angreifer, der Vorwürfe macht, kritisiert, zurechtweist und andere herabsetzt oder gewalttätig ist. Der Retter springt ein, tröstet, gibt gute Ratschläge, und das Opfer ist kindlich, hilflos und schüchtern.

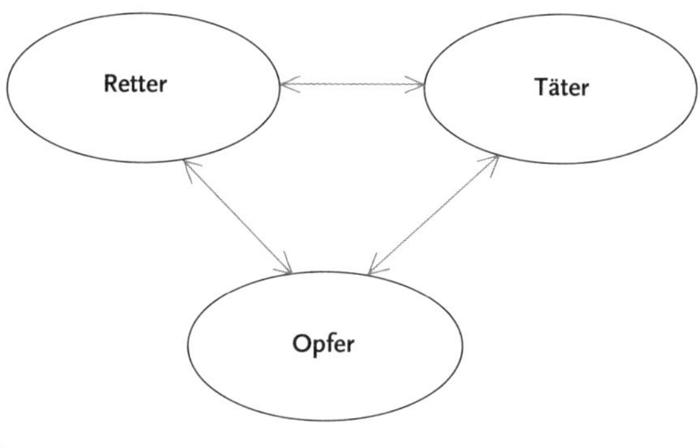

Abb. 6: Das Drama-Dreieck

Die Rollen sind im Interaktionsprozess aber nicht fest zugewiesen und können schnell wechseln – je nach der einzunehmenden Perspektive.

Weitere Puzzlesteine auf dem Weg zum Verständnis der Choreografie von inneren Anteilen in einem System auf der Bühne sind für mich zwei erhellende Funde in der Traumaliteratur der letzten Jahre:

- die oben schon erwähnten Arbeiten von Richard Schwartz (1997) zur »Innere-Familiensystem-Therapie« (IFS) und die seines Schülers Jay Earley zum »Innerer-Kritiker-Cluster« (2014) sowie zur Arbeit mit Polarisierungen im inneren System (2012) und
- ein Hinweis von Claudia Fliss in einem Artikel der Zeitschrift *Trauma & Gewalt*: »Aus den Verbindungslinien, die zwischen den Persönlichkeiten ›am Trauma entlang‹ verlaufen, entsteht bei einer DIS eine relativ stabile innere Selbststruktur. Jede Persönlichkeit hat darin in der Zeit der Traumatisierung einen Platz und eine Aufgabe zur Bewältigung erhalten und verbleibt in dieser Rolle. Es gibt innere Opfer, Täter, Retter und Systemsteuerer« (Fliss 2014, S. 161).

Als ich die Mosaikteile in meinem Kopf zusammensetzte, stellte sich die Frage: Vielleicht sind die Rollenbesetzungen Opfer – Täter – Retter – Systemsteuerer ja Grundmuster für die Inszenierungen von menschlichen Konflikten und Notlagen auf der äußeren wie auf der inneren Bühne und helfen so, die Komplexität der Erlebnisnetzwerke im Therapieprozess zu reduzieren? Vielleicht helfen mir diese Positionen auch, ein soziales Modell der funktionalen wie parafunktionalen Beziehungsmuster im Innenraum zu definieren?

> »Die Drama-Dreieck-Dynamik ist eine Hauptursache für Traumata in Familien. Kinder, die wiederholt Opfer von Familienkonflikten wurden oder Zeugen waren, wie andere zu Opfern wurden, verinnerlichen diese Erfahrungen. Bestimmte Bilder, Worte und Gefühle im Zusammenhang mit Drama-Dreieck-Konflikten erzeugen Muster traumatischer Erinnerungen. Die sensorischen Auslöser oder Hinweisreize, die mit diesen traumatischen Erfahrungen in Verbindung stehen, können Menschen aus der heutigen Zeit schnell in einen Flash-back oder eine regressive Erfahrung im Zusammenhang mit vergangenen traumatischen Ereignissen katapultieren. Dieses finden wir auch bei Symptomen der posttrau-

matischen Belastungsstörung. Das dysfunktionale Drama-Dreieck schädigt Kinder auch auf kognitiver Ebene und schafft in ihnen den Glauben, dass sie ihre Bedürfnisse nur erfüllen können, indem sie Opfer werden« (Weinhold 2008, S. 73).

Die Funktion des Systemsteuerers und die Rollen des Drama-Dreiecks werde ich im nächsten Abschnitt nutzen, um Grundkonstellationen im inneren System der Selbstanteile und ihre Funktionen zu beschreiben. Damit meine ich das subjektive Erleben eines Klienten, der seine inneren Erfahrungen aus Sicht des Beobachters verschiedenen Kategorien des Drama-Dreiecks zuordnet.

- Die Metapher »*Täter*« in mir meint alles, was mich bedroht, nervt, hilflos macht und mir Leiden bereitet und was ich weghaben will: meine seelischen und körperlichen Symptome, denen ich mich ausgeliefert fühle, meine inneren Kritiker- und Entwerterstimmen, meine Schwächen und »Charakter-Verbiegungen«, all das, was unsere Klienten in die Therapie bringt.
- Die Metapher »*Opfer*« in mir meint alles, was mit neuronalen Vergangenheitsnetzwerken zu tun hat, in denen parafunktionale Lösungsstrategien vernetzt und stabilisiert wurden, die aus dem Ringen um eine Balance zwischen Bindung versus Individuation in Kindheit und Jugend stammen.
- Die Metapher »*Retter*« meint alles, was man im inneren System hilfreich nutzen kann (Stärken, Ressourcen), um Spannung zu reduzieren und wichtige Grundbedürfnisse von Menschen in Beziehungssystemen zu stabilisieren: Zugehörigkeit, Sicherheit, Orientierung und Bezogenheit, aber auch Handlungsmöglichkeit, Selbstwirksamkeit und das Erleben von Einzigartigkeit.

Das alles sind Metaphern für ein subjektives Erleben, wenn ein Klient selbstreflexiv und aus der erwachsenen Beobachterposition (Steuerungsinstanz, bewusstes Ich) seine innere Welt nach der Schablone »*Täter – Opfer – Retter*« betrachtet.

Doch Vorsicht!

Es scheint, als sei der »*Täter*« im Drama-Dreieck des Außenraums so eindeutig zuzuordnen: Es waren die Menschen der Vergangenheit, die uns nicht genug geliebt haben, für die man überzählig und unwichtig war und die die kindlichen Bedürfnisse nicht erfüllt haben – ich, der Patient, bin das »*Opfer*« meiner Vergangenheit. Somit gibt es aus der monokausalen Sicht einen »*Täte*r«, ein »*Opfer*« und (hoffentlich) einen »*Retter*« (z. B. den Therapeuten) – so einfach, so schlecht.

Da ich ja weiterhin vom Prinzip der guten Absicht für alle Anteile ausgehen werde und mein Bekenntnis zur Kybernetik zweiter Ordnung ernst nehme, wird es aus hypnosystemischer Sicht bald gar nicht mehr so klar sein, wer hier wer in der inneren Welt ist – jeder Teil auf meiner inneren Bühne kann jede Rolle spielen und »alle Teile sind gekommen, um zu helfen«, wie die Watkins (2003) schreiben. »*Täter – Opfer – Retter*« sind für mich Funktionsmetaphern im inneren System, sie gehören wie in der systemischen Familientherapie Minuchins verschiedenen Subsystemen an.

10.4 Die Grundkonstellation der Choreografie: Täter – Opfer – Retter

Klienten kommen zu uns in Therapie, weil sie an unwillkürlich auftretenden, für sie völlig unverständlichen Symptomen leiden (Angstanfälle, bulimische Attacken, Migränekopfschmerz, Aggressivität und Zornanfälle wie bei Herrn Grün usw.) oder an den frustrierenden Lösungsversuchen dieser Leidenserfahrung, verbunden mit zum Teil massiver Selbstabwertung bei jedem neuen Misserfolg. In dem jahrelangen Kampf gegen das verfluchte Symptom haben sich dann z. B. eine psychosomatische Störung, ein Alkoholproblem oder eine Charakterzuspitzung (Sparsamkeit, depressive Verausgabung, Selbstentwertung durch innere Kritiker usw.) als Ausdruck gescheiterter Lösungsversuche entwickelt. Der Mensch hatte zunächst nur ein Problem, aber nach Jahren des Kampfes gegen das Ausgangssymptom hat er nun zwei oder auch noch mehr Probleme. Der Therapieauftrag unserer Patienten lautet: Machen Sie das Symptom weg –

dann ist alles in Ordnung. Dieser Wunsch ist nur zu verständlich, und wir müssen die monolineare Denkweise von Ursache und Wirkung erst einmal würdigen und die Patienten in ihrem Leid anerkennen – das hatten wir oben Phase 1 genannt.

Eine etwas andere Sichtweise, in der das Drama-Dreiecks als Grundmodell mit eingeflossen ist, bietet uns das System der inneren Anteile, wie es von Richard Schwartz und später von Jay Earley und Bonnie Weiss konzipiert wurde (s. dazu Kapitel 9). Hierauf und auf das »Drama-Dreieck« werde ich mich nun im Weiteren beziehen.

10.4.1 Der Täter

Herr Grün würde die »ungebremste, willkürliche Zornseite« als seinen inneren *»Täter«* bezeichnen, die Problemtrance, in die er unwillkürlich hineingerät, wenn er durch bestimmte Themen oder ein bestimmtes Auftreten von Mitmenschen getriggert wird. In ihm scheint ein Muster wie auf dem Sprung bereitzuliegen, welches sich an aller Vernunft und Gelassenheit vorbei unbewusst durchsetzt und den erwachsenen Herrn Grün »übermannt«. Gunther Schmidt schreibt dazu: »Die wirksamsten Aspekte der Muster sind zum größten Teil unwillkürlich (›automatisiert‹) und meist auch auf unbewusster Ebene organisiert. Solche unwillkürlichen/unbewussten Muster sind immer schneller, stärker, effektiver als alles Bewusste«.[17]

Im Sinne der Rekontextualisierung frage ich mich weiter, in welchem Zusammenhang und Kontext dieses Verhalten im Leben von Herrn Grün bisher hilfreich und überlebenswichtig war: Ich frage nach der guten Absicht dieses Musters und gehe von der Hypothese aus, dass dieses Muster durch Imitationslernen in Herrn Grün geprägt wurde – und zwar in Zeiten der Gewalterfahrungen durch den jähzornigen Stiefvater, während der Psychiatrieaufenthalte und in dem Unrechtsregime in der DDR. Um das für den Klienten erlebbar zu machen, kann die Seite/der Anteil externalisiert werden, und aus der Kampfmetapher soll nun eine Verhandlungsmetapher werden. Wie weit der Anteil perso-

17 https://de.slideshare-net/ittnerfa/gunther-schmidt-sys-telios.

nifiziert wird, ist jedem überlassen. Die Psychoanalyse würde das eine Identifikation mit dem Aggressor nennen und den inneren Anteil ein Täterintrojekt, Ellert Nijenhuis in seiner Theorie der Strukturellen Dissoziation einen »täterimitierenden Selbstanteil« (EP-Control) (Nijenhuis, van der Hart u. Steele 2008).

10.4.2 Das Opfer

Der zweite Kontenpunkt im neuronalen Netzwerk ist das *Opfer* – das sind die Musterverknüpfungen, die mit der Erfahrung des Kindes und später des Jugendlichen zusammenhängen, hilflos ausgeliefert, ohnmächtig und bedroht zu sein. Ein grundlegendes Thema bei schwerer Verletzung des Selbstwerts oder gar Traumatisierung ist das Erleben von Zeit: Traumaopfer haben nicht realisiert, dass das Trauma vorbei ist, und erleben die verstörende Erfahrung des Ausgeliefertseins, der Ohnmacht und Machtlosigkeit als ewige Gegenwart. Wird das Netzwerk in der Gegenwart getriggert, dann haben die Klienten eine Sichtweise, ein Erleben der Gefühle, der Körperempfindungen usw. wie im Moment höchster Not. Wenn nun dieses Traumamuster – ich bevorzuge den Ausdruck »das verletzte innere Kind«, aber mit aller Vorsicht – ein Erleben der Gegenwart als gefährlich und der Traumaerfahrung von damals ähnlich bewertet, wird die Kaskade der psychophysiologischen Reaktionen aktiviert. Wir sagen, der Anteil wird getriggert. Für diese Überreaktion gibt es eine treffende Metapher:

Der Feuermelder der Angst (Amygdala) ist im Gehirn extrem empfindlich eingestellt und meldet einen Großbrand, auch wenn nur ein Stück Brot im Toaster angebrannt ist.

Diese Erinnerungsmuster der Vergangenheit, die ich »Opferanteile« genannt habe, sind die empfindlichsten Teile des Systems, denn sie tragen die Emotionen und Erfahrungen der Vergangenheit in sich – zum Beispiel, wenn Menschen geschlagen, erschreckt, beschämt, verlassen und erniedrigt wurden, so wie Herr Grün in seiner Kindheit und Jugend.

10.4.3 Retter

Das Gehirn des Menschen ist auf Über- und Weiterleben programmiert, und so entstanden im Laufe der Reifung und Persönlichkeitsentwicklung ganz individuelle Netzwerke von Lösungserfahrungen und produktiven Eigenschaften wie Zuversicht, Mut, Selbstwirksamkeit usw., auf die der Mensch in der Not umfokussieren kann. Diese inneren neuronalen Musterverknüpfungen nennen wir in der Regel Ressourcen, Stärken aus dem kreativen Unbewussten oder »Weisheit des Organismus« (Schmidt 2004) und unter einem funktionalen Aspekt *Wächter- und Schutzsysteme*, die die Aufgabe des Copings im inneren System übernehmen – im Drama-Dreieck werden sie aufgrund ihrer Funktion die *»Retter«* genannt.

Bei Klienten mit traumatischen Lebenserfahrungen ist es ihre Aufgabe, die Erinnerungen an die dramatische und oft auch traumatische Erfahrung des inneren Kindes vom Alltagsbewusstsein fernzuhalten und zu verhindern, dass sich im Leben des Menschen noch einmal eine Situation ereignet, die der Verletzungssituation von damals ähnlich ist und das Gehirn mit ebensolchen Affekten von Schmerz, Hilf- und Hoffnungslosigkeit überschwemmen könnte. Im systemischen Verständnis von Richard Schwartz werden diese sog. Manager im IFS als schützend und strategisch beschrieben, wobei es ihr oberstes Ziel ist, proaktiv die Sicherheit aufrechtzuerhalten. Werden schmerzliche, ängstigende und/oder gar traumatische Erinnerungsnetzwerke aktiviert (»die Verbannten« in der Nomenklatur von Richard Schwartz), treten die Feuerbekämpfer (»firefighter«) in Aktion und reagieren dermaßen heftig, dass die Person »nichts anderes mehr fühlt als einen drängenden Zwang, sich einer dissoziativen oder selbsttröstenden Aktivität hinzugeben« (Schwartz 2004, S. 85). Dies äußert sich in Symptomen wie z. B. Selbstverletzungen, Drogen- oder Alkoholmissbrauch, Suizidalität, Ess-Brech-Anfällen, Promiskuität, Hochrisikoverhalten usw.

So können die Retter viele Gestalten annehmen, denn der hypnosystemische Ansatz unterstellt ja allen auftretenden »Seiten« auf der inneren Bühne, dass sie von einer guten Absicht geleitet sind.

10.4.4 Systemorganisator

Jedes äußere wie innere System braucht einen Systemorganisator – einen Ichanteil, der es vermag, die »Corporate Identity« zu gewährleisten, der wie der Dirigent eines Orchesters in der Lage ist, die einzelnen Kräfte zu bündeln und auf eine Aufgabe hin zu fokussieren. In der Erzählgeschichte der griechischen Dramen ist das der Autor, im Märchen der Erzähler, beim Ballett der Choreograf und bei uns Menschen das Erwachsenen-Selbst (Transaktionsanalyse), der Chef oder Häuptling (Schulz von Thun), die Steuerungsinstanz (Gunther Schmidt) oder »das wahre Selbst« (Richard Schwartz), bei mir der *Systemorganisator*.

Etwa ab dem zweiten Lebensjahr, so sagen die Transaktionsanalytiker, entsteht der Alltagsanteil (Alltags-Selbst) – in der TA-Nomenklatur auch das Erwachsenen-Selbst oder Gegenwarts-Selbst genannt. Es ist immer so alt, wie die Person laut Reisepass ist, und hat einen beobachtenden Anteil, der für die Einschätzung der Lage zuständig ist (ausgereifter präfrontaler Kortex), und einen Handlungsteil, der Handlungen initiieren und ihren Erfolg bewerten kann. Dieser Organisatorteil sollte nach innen vermitteln können, beruhigen und das System vor Überforderung schützen, indem er sich mit verschiedenen hilfreichen Erlebnismustern verbindet, Ressourcenerfahrungen nutzt und zielorientiert handelt. Wenn der innere Systemkoordinator das nicht kann, weil das Selbst des Kindes noch zu unreif ist oder die Verletzungen/Traumatisierungen zu groß sind, dann wird innerlich die oben beschriebene Hilfsstruktur von *»Täter – Opfer – Retter«* gebildet, die die Notfallkoordinierung der Abwehr und die Anpassung an weitere mögliche Erfahrungen übernimmt: der Wächterteil, wie ich ihn oben nach den Ideen der IFS beschrieben habe. Dann geschieht es, dass auf der unbewussten Ebene Muster einspringen, die zwar einmal wirkungsvoll waren (sonst wären sie nicht neuronal verstärkt und gebahnt worden), die aber aktuell parafunktional sind. Denken Sie an das Anspringen des Kampfmodus bei Herrn Grün, der sich an dem Volkshochschulabend verteidigte, als befände er sich im Jahre 1980 und an einem anderen Ort in Lebensgefahr.

11 Einführung von Musterunterbrechungen

Das von Herrn Grün in der Therapiestunde angebotene Problemmuster sind seine raptusartigen Wutausbrüche gegen vermeintliche »Kleinmacher« und gegen seine Ehefrau, die immer wieder zu einer ernsthaften Gefährdung seiner Beziehungen führen. Dieser schnelle Wechsel in den hirnstammgesteuerten Kampfmodus bei Bedrohung seiner Autonomie stellt auf unwillkürlicher Ebene das bevorzugte Muster dar, welches mit einer Reihe von Alltagskoordinaten verknüpft ist. Aus einer »Überlebensperspektive« hat sich das Muster immer wieder bewährt und wurde durch das Belohnungssystem des Gehirns (Dopamin) verstärkt. Somit hat es einen »Wettbewerbsvorteil« vor anderen Verhaltensreaktionen im Stress (Flucht oder Unterwerfung).

Da hier die Not für Herrn Grün aktuell am größten ist, setzen wir mit unseren Angeboten zur Optimierung des inneren Systems genau an diesem Punkt an und prägen uns die 1. Hypothese ein:

> Nicht das Symptom ist das Problem, sondern die Lösung für ein Problem.

Im hypnosystemischen Denken gilt diese Hypothese (therapeutisches Axiom) für alle von einem Klienten so bezeichneten »Probleme« oder seelischen wie psychosomatischen Symptome. Das können Antreiberbefehle von inneren Kritikern sein (»Hopp auf, du faule S...«), Vernichtungswünsche von sog. Täterintrojekten« (»Du bist es nicht wert, dass du lebst«), Verhaltensweisen wie Wutanfälle, arrogante Überheblichkeit oder plötzliche panikartige Angstzustände usw. Dieses Problemerleben wird nun utilisiert und nach seiner »positiven Absicht« befragt. Dass etwas ein »Problem« ist, ist nach Gregory Bateson eine kontextabhängige Beschreibung. Deshalb müssen wir beim Klienten nun die Sensibilisierung für den Kontext erhöhen – eine einfache wie bedeutsame Prämisse für das Kooperationsprinzip und die Ressourcenorientierung. Somit ist die Rekontextualisierung mittels »Reframings« eine wichtige Methode in der hypnosystemischen Teilearbeit und eine wirksame Musterunterbrechung. Dazu schlagen wir vor, die Seite, die für die Zornesattacken zuständig ist, zu personifizieren und mit ihr in Kooperation zu gehen (für die einzelnen Schritte in der Therapie (s. Peichl 2015 und 2018).

11.1 Die Verwandlung des Symptoms in eine Lösung

Wenn wir verdinglicht davon sprechen, eine Seite/ein Anteil habe einen »positive Absicht«, dann unterstellen wir, dass der Teil etwas macht, unterlässt und irgendwie bewirkt, dass etwas anderes nicht passiert, was anscheinend nicht gewollt, gefährlich, emotional überwältigend oder schmerzhaft ist. So lässt sich mithilfe des Drama-Dreiecks neu formulieren: Das, was der Klient bisher als *»Täter«* in sich erlebte und weghaben wollte, ist eigentlich ein *»Retter«*. Deshalb ist es gut, den Klienten dafür zu gewinnen, alle »Ausmerz- und Exorzismusversuche« gegen den Anteil einzustellen und in wertschätzender sowie kooperativer Weise mit der Seite zu sprechen, um zu erfahren, welche Erfahrungen aus der Vergangenheit im autobiografischen Gedächtnis so schmerzlich waren und noch sind, dass sie »beschützt« oder abgeblockt werden müssen.

So nähern wir uns vorsichtig und respektvoll den Erinnerungsnetzwerken, in denen Kindheitserfahrungen von Angst vor Liebesverlust, Kränkungen, schmerzliche Erfahrungen von Trauer oder Gewalt usw. abgelegt sind (*»Opfer«*) und dort neuronale Muster (Denken, Fühlen, Empfindungen, Bilder, Handlungsimpulse) über alle Sinneskanäle bilden, die immer wieder in der Gegenwart anspringen, wenn der heutige Kontext Überschneidungen mit dem Kontext von damals zeigt. Je mehr traumatischen Erfahrungen jemand ausgesetzt war, desto »schärfer« ist sein Alarmsystem für Bedrohung eingestellt und umso schneller werden Kontextparallelen von damals und heute »erkannt« oder auch konstruiert.

Auch bei diesen Kindheitserinnerungen geht es mir nicht darum, sie als Erklärungen, Begründungen oder gar Entschuldigungen für das Problem heute zu nutzen, sondern die Musterunterbrechung fokussiert auf eine Neubewertung des Vergangenen für die Konstruktion der Gegenwart.

> Wir können nicht die Vergangenheit verändern – sie ist bereits vergangen –, wir können nur die Bewertung der Vergangenheit in der Gegenwart verändern.

Zu dieser allen Hypnosystemikern vertrauten 2. Hypothese ein paar Anmerkungen: Was meinen wir, wenn wir sagen, dass in der Kindheit geprägte Muster immer schneller sind und sich unbewusst in der Bewertung der Gegenwart durchsetzen?

Diese Muster sind frühe, dem Kind nicht bewusste, somatopsychische, sensorische und emotionale Einprägungen, die als neuronale Netzwerke organsiert sind und zum impliziten, unbewussten Gedächtnis gehören. »Zu seinen Inhalten gehören nicht nur Sinneswahrnehmungen, sondern ebenfalls Bewegungs- und Verhaltensmuster zusammen mit den gleichzeitig erlebten Affekten, Gewohnheiten, emotionalen Antworten sowie reflexive und klassische konditionierte Handlungen« (Barwinski 2011, S. 27). Diese Erinnerungen im impliziten Gedächtnis werden, wenn sie mit einem hohen emotionalen Arousal verbunden waren, nicht durch den Hippocampus als Narrativ ins explizite Gedächtnis überführt. Dadurch sind sie immer wieder in der Gegenwart triggerbar. Der Klient hat in diesem Moment explizit keine Erinnerung an eine belastende und nicht verarbeitete Erfahrung aus der Kindheit, aber die Körperreaktionen, die aufsteigende Angst und die Störung der Wahrnehmung sind Zeichen der Verletzungsspeicherung im impliziten Gedächtnis. Auch wenn die »*Retter*« im System alles tun, dass diese impliziten Erinnerungsfragmente nicht bewusst werden, setzen sie sich häufig dennoch durch oder ihre Abwehr führt zu parafunktionalen Reaktionen, die auch einen hohen Preis kosten. Wohin zielt nun unsere Musterunterbrechung?

Zum einen braucht es die Unterbrechung, um nicht – »wie im psychoanalytischen Wunsch-Abwehrmodell postuliert –, Unbewusstes bewusst zu machen, sondern (es geht) um wesentlich elementarere Prozesse. Es geht nicht um die Verdrängung von Erkenntnissen, sondern um die erkennende Sprachfindung – um Prozesse der Semiotik, der Bild- und Sprachfindung« (ebd., S. 43), um das unbewusst sich Wiederholende mehr ins Bewusstsein zu heben. Das Mittel dazu ist die Personalisierung, d. h. die Aktivierung des PFC, um das nur somatopsychisch »Gespürte« zu symbolisieren und zu benennen. Das ist ein Schritt in Richtung semantischer Verarbeitung, expliziter Kontrolle und Versprachlichung sowie der Bildung expliziter, autobiografischer narrativer Strukturen im expliziten Gedächtnis.

Und der zweite Punkt: die Bewusstwerdung des Kindheitsdilemmas zwischen Bindung und Individuation. Bei vielen unserer Klienten ist wegen massiver seelischer Verletzungen durch wichtige Erziehungspersonen die Balance zwischen den wichtigsten menschlichen Grundbedürfnissen »Zugehörigkeit und Individuation« gestört worden (s. das Kapitel »Wo wir herkommen«). Was bedeutet das?

Die Wächterseite, die wie oben beschrieben häufig als behindernd, einschränkend, im Erwachsenalter als sabotierende Kraft[18] erlebt wird (der Täter) – weil sie oft mit ziemlich rabiaten Methoden schützt, Symptome produziert und Leid verursacht –, gehört zu den früh entstandenen Ichanteilen, die sich damals aus der Not heraus entwickelt haben, weil sie zwei konträre Strebungen vereinen mussten:

- Loyalität zum Bezugssystem: die totale Abhängigkeit des Kindes zu einem Versorgungssystem, ohne das ein Überleben nicht möglich ist, und
- das Autonomiebedürfnis: der Wunsch nach Eigenständigkeit und individueller Weiterentwicklung.

18 Im Drama-Dreieck sind die Wächter oft vom Klienten wie »*Täter*« erlebt worden.

Diese zwei Seiten sind wie oben beschrieben für den Hirnforscher Gerald Hüther die zwei prägenden Grundthemen allen Lebens, eine Erfahrung, die wir schon im Mutterleib machen und dann fest in uns verankert mit in die Welt bringen: »Über sich hinauswachsen von Anfang an« und »verbunden sein und verbunden bleiben – von Anfang an« (Hüther u. Krens 2008). Den kreativen Umgang mit beiden Polen hat Helm Stierlin (1994) die »bezogene Individuation« genannt: diese dialektische Wechselspielaufgabe, autonom bei sich zu sein und in Bezogenheit zu sein. Es war sicher eine schwierige Aufgabe für die Retter/Wächter, das alles unter einen Hut zu bekommen: letztlich im Sinne der Autonomie – bei schützender Bindung – die innere Balance zu sichern. Das Kind musste aus seiner Sicht gedanklich Loyalitäten zu mehreren Personen aufrechterhalten, um so dem komplexen Familiensystem gerecht zu werden. Das führt dazu, dass Kinder häufig ihre möglichen Potenziale einschränken, um im Familiensystem anerkannt zu bleiben. Das Ziel ist es, Zugehörigkeit aufrechtzuerhalten, um damit Schutz und Sicherheit zu bekommen. Dieses Abwehr- oder Wächtersystem ist in der Regel sehr vielfältig, mehrere Wächter konkurrieren miteinander, ergänzen, bekämpfen und blockieren sich in ihren Bemühungen um Balance und Spannungsreduktion im inneren System. Das ist überhaupt das Kernthema, das die Wächter beschäftigt: Bindung, Schutz, Sicherheit – Wächteranteile dienen evolutionär dem Überleben. Deshalb, so sagte Dagmar Ingwersen in einem Workshop 2014[19], müssen wir uns immer mit ganz viel Freundlichkeit diesem Ichanteil, diesem oft als Saboteur erlebten Teil gegenüber zeigen. Er vollbringt eine große Leistung, indem er durch Selbstsabotage des Kindes versucht, viele Anforderungen gleichzeitig zu meistern. Ein innerer Saboteur zum Beispiel ist der Wächter der Zugehörigkeit zu einem Loyalitätssystem, das Schutz und Sicherheit bietet. Diesen Wächteranteil, diesen Saboteur und Kritiker erlebt der Betroffene bei Zunahme der traumatischen Verletzung immer häufiger als den *Täter* im System.

19 Dagmar Ingwersen: »Begegnung mit dem inneren Saboteur« (Workshop bei »Reden reicht nicht!?«, Heidelberg 1.–4.5.2014).

Hier ist ein fließender Übergang zur Erfahrung der Kindheit als Drama bzw. Trauma.

11.2 Verschiedene Formen der Musterunterbrechung

Ich hatte gerade beschrieben, dass wir den Klienten dafür gewinnen wollen, die Problemtrance (das Symptom in ihm, seinen »Täter« im Drama-Dreieck), der sein willkürliches »Ich« sich bisher ausgeliefert fühlte, dadurch zu unterbrechen, dass er das belastende Symptom danach befragt, welche gute Absicht in ihm stecke. So kann aus einem *»Täter«* ein *»Retter«* oder Wächter und Unterstützer gegen unbewusst anflutende parafunktionale Kindheitsmuster werden. Diesen Vorgang nennt Schmidt die Problemtrance-Exduktion, und er meint damit Interventionen, »die eine willkürliche Beeinflussung von bisher unwillkürlichem Leiderleben bewirken und die willkürliche Steuerungsfähigkeit stärken (Erleben von Wahlmöglichkeiten statt ›wegmachen‹)«[20].

Dieses Ausgeliefertsein an parafunktionale Muster, die in der Gegenwart wiederbelebt werden und die meist aus schwierigen kindlichen Verletzungs-, Kränkungs- und auch Missbrauchserfahrungen stammen können, geht praktisch immer mit einem intensiven Opfererleben im Hier und Jetzt einher. Die Hypnosystemik interessiert sich nicht en détail für diese geprägten Muster der Kindheit, da sie ja auch nicht den Anspruch hat, die Gegenwart monolinear aus der Vergangenheit abzuleiten. Sie sieht auch wenig Sinn darin, die aktivierte Kindheitserinnerung zu personalisieren und den Klienten einen Rollentausch in den »Ego-State« machen zu lassen.

Die zentrale Grundrichtung der Interventionen ist eine ganz andere:

> Fokussierung der willkürlichen und unwillkürlichen Aufmerksamkeit auf das Erleben von Mustern der Selbstgestaltungsfähigkeit

20 Aus einem Weiterbildungsskript von Gunther Schmidt: einige typische Schritte in der Therapie von Menschen, die sich als massiv traumatisiert erleben und darunter sehr leiden.

Im Zentrum steht also das bewusste »Ich«, der Systemorganisator, der darin unterstützt werden soll, nicht die Vergangenheit in allen Tiefendimensionen zu verstehen, sondern diese »neu-zu-rahmen«, sodass mehr Gestaltungsmöglichkeiten und Selbstkompetenz für heute und die Zukunft erwachsen.

> Alle psychischen Probleme, unter denen unsere Klienten leiden, transportieren gleichzeitig implizites Wissen, das sie benötigen, um dieses Leiden aufzugeben und damit die Lebensqualität zu steigern.

11.2.1 Unterbrechung des Musters: »Täter«-Erleben im Klienten

Durch das Angebot des »Seitenmodells« für den am Symptom leidenden Patienten sprengen wir die meist vollständige Identifikation des bewussten Ichs mit dem »Problem« auf und unternehmen erste nützliche Schritte für den Aufbau einer inneren Moderatoren- und Steuerungsinstanz.

»Vergleichen Sie bitte, wie das ist, wenn ich sage: Ich bin ängstlich, mutlos und voller Groll auf meine Mutter, und ich finde das blöd … oder … eine Seite von mir ist ängstlich, mutlos und voller Groll auf meine Mutter, und es gibt da noch eine andere Seite, die findet das blöd. Nicht *ich* … sondern eine Seite von mir. Wenn Sie so über sich denken und reden würden, würde das einen Unterschied machen?«

Reframing der beiden Seiten: Aus Sicht der Hypnosystemik bedeutet die Tatsache, dass der Klient ein Symptom (z. B. Ängste) hat, dass Grundbedürfnisse in der Gegenwart nicht befriedigt werden. Dass der Klient auch noch eine Seite entwickelt hat, die ihn dafür verurteilt und das ganze Gezicke »blöd« findet, kann man so reframen: Durch die Verurteilung soll der Klient dazu gedrängt werden, endlich unter dem Entwertungsdruck eine Situation zu schaffen, in der sich die Grundbedürfnisse befriedigen lassen, sodass alles besser wird. Aber dieser Lösungsversuch hat nichts bewirkt, im Gegenteil: Alles wurde immer schlechter – was verständlich ist, denn wenn ich an die Angst assoziiert bin,

bin ich von meinen Stärken und Ressourcen (»Retter«) dissoziiert, und eine Veränderung ist kaum möglich.

Symbolisierung/Personifizierung der Seiten/Anteile
Die nächste Musterunterbrechung in der Phase der Problemtrance-Rekonstruktion ist die Personalisierung der Seiten/Anteile und eine Vertiefung des Teileerlebens durch Imagination und Beschreiben der Eigenschaften dieser Anteile – als ob sie Personen wären.

Wir können jetzt fragen: »Wenn Sie sich einmal mit der ›ängstlichen Seite‹ verwechseln – wie groß fühlen Sie sich da und wie stark? Bitte geben Sie eine achtungsvolle Beschreibung der Seite. Wie würde sie heißen?« Nachdem der Klient den ersten symptomtragenden Anteil personifiziert hat, machen wir das Gleiche mit dem Kritikeranteil, der »alles blöd findet«, und mit weiteren Anteilen, bis wir einen Überblick über das innere System haben.

Durch Einführung des Erwachsenen in der steuernden Funktion im Innensystem regen wir nur Verhandlungen zwischen dem bewussten Ich und den Teilen an – mit dem Ziel, mehr Synergieeffekte zu erzeugen.

Eine andere Möglichkeit für die Musterunterbrechung wäre es, nach der guten Absicht der Teile zu fragen, die vom Klienten aversiv erlebt werden – z. B. der innere Kritiker oder Verurteiler oder ein Anteil, der sich mit einem körperlichen oder seelischen Symptom zeigt. Hinter der »guten Absicht« steckt meist der Versuch von Anteilen, etwas zu verhindern, von dem erwartet wird, dass es noch belastender oder systemdestabilisierend ist.

11.2.2 Unterbrechung des Musters: »Opfer«-Erleben im Klienten

Diese Erlebnisnetzwerke der Vergangenheit, in denen verletzende, kränkende, schmerzvolle und/oder traumatische Erfahrungen gespeichert sind, sind nicht nur nervige Reminiszenzen der Vergangenheit, sondern beinhalten wichtige Botschaften über Momente des Lebens, in denen die Bedürfnisse des Kindes oder Jugendlichen nicht befriedigt oder geschützt wurden. Wenn sie in der

Gegenwart aktiviert werden, sind sie »Sehnsuchts«-Botschafter (G. Schmidt) für prekäre Momente im Hier und Jetzt, in denen der Klient dabei ist, wiederum auf seine Bedürfnisse zu achten. Sie werden in der Regel als leidvolle Symptome erlebt und auch als solche oft bekämpft – was sie allerdings zirkulär verstärkt. Indem wir aber nach dem gegenwartsorientierten »Wofür« und nicht nach dem vergangenheitszentrierten »Warum« fragen, richten wir die Aufmerksamkeit auf die versteckte Botschaft dieser Erlebnisnetzwerke für eine zieldienliche Veränderung im System.

Lassen Sie mich an dieser Stelle aus Sicht der Hypnosystemik ein paar allgemeine Bemerkungen zur Auffassung des »psychischen Symptoms« für das »Opfer«-Erleben im Klienten machen. Wenn wir unter einem psychischen Symptomen leiden – zum Beispiel unter Ängsten, Panikattacken, entwertenden inneren Stimmen, Depressionen usw. –, so können wir in der Regel davon ausgehen, dass dieses Symptom genau auf das Gegenteil hinweist, wozu es den Klienten veranlassen oder verführen möchte. Ein psychisches Symptom verstärkt quasi das Erleben einer Situation, unter der der Klient schon zuvor gelitten hatte, und wirkt in dieser Hinsicht wie ein Vergrößerungsglas. Wir können wie oben behauptet zwar immer davon ausgehen, dass das Symptom gute Absichten verfolgt und den Klienten auf etwas hinweisen möchte, was er unbedingt beachten sollte, doch die Maßnahmen, die die Seite/der Anteil dazu ergreift, sind in der Regel äußerst unangenehm und leidvoll und entsprechen eher einer schwarzen Pädagogik, weil sich das Unbewusste bzw. die bedrängte Seite der Autonomie im Klienten nicht mehr anders zu helfen weiß. Wir könnten zugespitzt sagen: Das Symptom entsteht meist aus einem Loyalitätskonflikt zu den primären Bezugspersonen, und die Autonomieseite des Klienten ist in völliger Verzweiflung und produziert das Symptom, um dem Klienten einen Hinweis auf etwas zu geben, was er im Moment nicht lebt, welche seiner Bedürfnisse er vernachlässigt – das war mit »Sehnsuchts«-Botschafter gemeint.

Wie erschließen wir nun das kluge Wissen, das in der Symptomatik steckt? In der Hypnosystemik lassen wir uns von folgender Annahme leiten:

Es ist wichtig, Kontakt zu dem Problem- oder Symptomanteil aufzunehmen, der als Opferseite erlebt wird, um zunächst dieses Wissen erschließen zu können. Es ist wichtig, bei einem Symptom oder Problem die Oberflächenschicht, die zu Isomorphie – also problemaufrechterhalten Reaktionen – führt, von der tiefen Schicht zu unterscheiden, in der das Wissen, die Botschaft bzw. die gute Absicht des psychischen Problems verborgen liegt.

Um eine Unterbrechung des Musters »*Opfer*«-Erleben im Klienten voranzubringen, ist folgender Gedanke hilfreich:

> Wir können davon ausgehen, dass psychische Symptome zum einen entstehen, um uns auf etwas hinzuweisen, was wir im Umgang mit uns selbst und anderen verändern sollten. Zum anderen hegen die Symptome in ihrer tiefen Schicht den Wunsch, ein besseres Leben für uns alle zu ermöglichen. Diese positiven Absichten und der Hinweischarakter einer psychischen Symptomatik lassen sich zunächst oft überhaupt nicht wahrnehmen – weil das Leiden unter dem Symptom so im Vordergrund steht, dass es zunächst nur als feindselig erlebt und mit Exorzismus bedroht wird, weil der Klient sich so als »Opfer« im Drama-Dreieck fühlt. Probleme und Symptome entstehen unwillkürlich, sodass es keinen direkten willkürlichen Weg gibt, sich nicht mehr von ihnen belästigen zu lassen oder sie zum Verschwinden zu bringen. Im Gegenteil: Je mehr man versucht, gegen ein Symptom zu kämpfen, umso stärker wird es in der Regel. Wenn man das Symptom wie ein eigenständiges Wesen wahrnimmt (Personifizierung) und behandelt, kann man den Vorgang auf dieser metaphorischen Ebene auch damit erklären, dass das Symptom »befürchtet«, dass die wichtige – mitunter lebenswichtige – Information, die es für uns bereithält, nicht mehr verfügbar ist oder vernichtet wird, wenn es selbst verschwindet. Deshalb kämpft es auch so darum, nicht abgeschafft zu werden, und kann sich erst dann freundlich verabschieden, wenn seine Botschaft von uns gehört und in konkrete Handlung bzw. Gedanken umgesetzt wurde.[21]

In der hypnosystemischen Therapie sind noch viele weitere Möglichkeiten der Musterunterbrechung beschrieben, ich will es aber hierbei belassen.

21 Hypnosystemische Konzepte aus einem Seminar von Gunter Schmidt: »Selbsthypnose und hypnosystemisches Selbstmanagement«, 26.–28.6.2017; persönliche Mitschriften.

12 Das Verhältnis von Vergangenheit und Gegenwart

Wir kennen das von vielen unserer Klienten: Weil dies oder das in meiner Kindheit passiert ist, habe ich heute diese oder jene Probleme – wäre das alles nicht so passiert oder hätte ich liebevollere Eltern oder nettere Geschwister gehabt, dann wäre alles besser.

Sicher, so mag es sein. Es ist weit verbreitet, so zu denken: Die Erlebnisse der Vergangenheit bestimmen die Wirkung in der Gegenwart: »Weil ich so eine Kindheit hatte, muss ich heute …« Das sind sogenannte linear-kausale Modelle, die nach der folgenden Logik funktionieren: Das dort war die Ursache und dies hier ist die Wirkung. Wenn ich den Lichtschalter umlege, dann brennt die Lampe – logisch!

Die Vergangenheit ist in vielen Psychotherapierichtungen der zentrale Faktor zur Erklärung von seelischen Problemen der Gegenwart, so zum Beispiel in der analytischen und tiefenpsychologischen Psychotherapie. Das ist eigentlich kein Problem, man kann sich die Seelenwelt so erklären, wenn man will. Auch ich habe viele Jahre als Psychoanalytiker dieses monolineare Denken benutzt, um den Klienten zu erklären, warum es ihnen heute so schlecht geht.

Aber, so habe ich in meiner hypnosystemischen Weiterbildung gelernt, aus dieser Erklärung ergibt sich eine fatale Konsequenz und ein ethisches Problem dazu: Wenn die Ursache meiner heutigen Probleme in der Vergangenheit liegt, dann kann ich daran nichts verändern, weil die Vergangenheit bereits vergangen ist. Somit bleibt mir gar nichts anderes als eine Opferrolle. Die Folge des linear-kausalen Denkens ist demnach eine Opfererfahrung, in der ich weitgehend von meinen Stärken und Ressourcen abgeschnitten bin, was mich nachhaltig meiner Kreativität und Veränderungskompetenz beraubt.

In diesem Denken versteckt sich eine Suggestion: Wir haben alle nur eine Vergangenheit, und genau diese schlimme Vergangenheit macht es aus, dass es mir heute so schlecht geht – da kann man halt nix machen. Aber was wäre, wenn wir nicht nur eine Vergangenheit hätten, sondern viele Vergangenheiten und auch Gegenwarten und auch Zukünfte. Es kommt auf die Perspektive an, aus der wir es betrachten – je nach Blickwinkel sähen wir etwas anderes. Je nach Sichtweise haben wir viele Vergangenheiten: glückliche und unglückliche, ressourcenvolle und karge, enttäuschende und hilfreiche usw.

Warum nicht einfach ein Trauma in der Vergangenheit für die Probleme verantwortlich machen? Weil wir damit die Salutogeneseforschung[22] der letzten Dekaden ignorieren würden – auch in Bezug auf die Individualität der Verarbeitung von Stress bei jedem von uns. Schwierige Verhältnisse in der Kindheit können für den einen eine kreative Herausforderung zur Reifung darstellen und sind für den anderen eine hemmende Entwicklungsbremse.

Als Hypnosystemiker denke ich heute anders: Es ist nicht das Ereignis selbst – also nicht alleine der Inhalt des Ereignisses –, was es nachhaltig zu einem schlimmen Trauma macht, sondern die Art, wie wir es verarbeiten und womit dann das Netzwerk des traumatischen Erlebens nun wiederum in der Gegenwart neuronal vernetzt wird. Diese neuronale Vernetzung in der Gegenwart – und das Gehirn lebt immer nur in der Gegenwart – kann dieses traumatische Erlebnis der Vergangenheit entweder verstärken oder abschwächen. Unsere Leitfrage in der Therapie muss also lauten: Wie können wir das traumatische Erlebnis von damals in der Gegenwart neu vernetzen, und zwar so, dass es abgeschwächt wird? Wir müssen also etwas »dazu-netzen« (z. B. eine Ressource, eine Stärke) und etwas »ent-netzen« (z. B. die Perspektive ändern = Reframing), damit wir die Schatten der

22 Die Salutogenese bedeutet so viel wie Gesundheitsentstehung (lat. *salus* = »Gesundheit«, »Wohlbefinden« und *genese* = »Entstehung«) und wurde vom israelisch-amerikanischen Medizinsoziologen Aaron Antonovsky (1923–1994) in den 1970er-Jahren entwickelt. Das ganzheitliche Gesundheitskonzept Salutogenese fokussiert die personeneigenen Ressourcen und protektiven Verhaltensweisen, die trotz aller Belastung den Menschen gesunderhalten. Dabei wird die Aufmerksamkeit auf innere Vorgänge des Menschen gerichtet und die Wahrnehmung für das Wechselspiel Ich – Körper – Umwelt geschärft.

Vergangenheit loslassen können. Das ist die Musterunterbrechung, die ich Ihnen anbieten will.

Ein Mensch, der aus seiner Sicht ein Problem hat, ist aber auch nicht schuld daran, dass er ein Problem hat. Die Problemkonstruktion ist nie willentlich, absichtlich und bewusst. Man hat keine Wahlmöglichkeiten und erlebt sich wieder wie ein ausgeliefertes Opfer, denn »es passiert ganz unwillkürlich«. Nicht die Vergangenheit als solche, sondern der Entwurf dieses Ist- und Sollzustands ist eine entscheidende Komponente, wenn man ein Problem erleidet.

Daher nochmals meine Hypothese: Niemals kann ein Vergangenheitsphänomen an sich alleine wirken – auch wenn es eine massive Traumatisierung gewesen sein sollte –, es ist immer die Art, wie der Beobachter sich selbst organisiert oder konstruiert, während er es erlebt oder wieder mit dem Phänomen in Beziehung tritt. Oder mit den Worten von Gunther Schmidt: »Es ist nie der Inhalt eines Phänomens, sondern immer die Beziehung, die der Beobachter zu Phänomenen herstellt, die dann die Wirkung bestimmen.«[23] Die Erfahrungen meiner Vergangenheit sind wichtig, weil die scheinbaren »Fehler« der Vergangenheit Erfahrungen sind, die wir dazu nutzen sollten, es in Zukunft besser zu machen.

Wir sind ethisch verpflichtet, die Konsequenzen unserer Handlungen zu tragen und die Verantwortung für uns selbst zu übernehmen, auch wenn wir vieles in der Vergangenheit nicht wirklich entscheiden konnten. Keiner von uns allen – Sie nicht und ich auch nicht – ist fehlerfrei, wir machen alle Fehler. Fehler sind Wegweiser! Vielleicht sollten wir den bewertenden Ausdruck »Fehler machen« in »Rückmeldungen bekommen« verwandeln. Fehler als solche gibt es ohnehin nicht, nur Rückmeldungen und Feedback – wenn wir so eine Rückmeldung für unser inneres System einen Fehler nennen, ist das eine Bewertung nach dem Ist/Soll-Modell.

23 Gunther Schmidt: persönliche Mitschrift eines Seminars.

Es geht nicht darum, die Vergangenheit oder das vergangene Leben zu vergessen, das, was passiert ist, zu bagatellisieren oder das damit verbundene Leiden kleinzureden. Wir können es drehen und wenden, wie wir wollen – wir können die Vergangenheit nicht ändern. Die Vergangenheit ist so, wie sie ist, sie ist eine Restriktion. Aber jeder kann die Sichtweise auf die Vergangenheit verändern und aus einer miesen Vergangenheit durch Umfokussierung eine hilfreiche Vergangenheit machen. Wie sagte der Schriftsteller Erich Kästner: »Es ist nie zu spät für eine glückliche Kindheit.«

> Die Gestaltung der Gegenwart bestimmt die Wirkung der Vergangenheit und die Erwartungen an die Zukunft.

Wir können uns grämen und die nächsten zwanzig Jahre darüber nachgrübeln, warum gerade wir so etwas erleben mussten und warum wir nicht liebevollere Eltern hatten oder warum der Bruder so fies entwertend und gemein war. Wir grübeln, werden hilflos und depressiv und versinken im Selbstmitleid. Verändern können wir nur etwas in der Gegenwart: nämlich die Sicht und die Bewertung der Vergangenheit.

Und noch etwas, dass ich bei dem bekannten amerikanischen Psychotherapeuten Irvin D. Yalom, den Sie vielleicht von seinen Romanen kennen, gefunden habe: »Wie jeder Therapeut weiß, ist Psychotherapie in dem Maß erfolgreich, wie sie es dem Patienten ermöglicht, seine Zukunft zu ändern. Aber es ist nicht die Zukunft, sondern die Vergangenheit, die die psychotherapeutische Literatur beherrscht« (Yalom 2010, S. 402). Den Grund, warum in der Psychotherapie des letzten Jahrhunderts die Suche in der Vergangenheit so vorherrschend war, sieht Yalom in einer Verwechslung von Erklärung und »Wissen über den Ursprung«. Für ihn gibt es viele Erklärungsmodi und Kausalitätssysteme, die nicht auf die Vergangenheit zurückgreifen und dennoch hilfreiche Perspektiven für die Psychotherapie eröffnen. Er schreibt: »Beispielsweise ist die Zukunft (unsere gegenwärtige Vorstellung von der Zukunft) keine weniger mächtige Determinante des Verhaltens als die Vergangenheit, und das Konzept des Zukunftsdeterminismus ist voll vertretbar« (ebd.). Solch eine Sicht scheint mir hilfreich, um mich und mein Leben zu verändern – nicht festzuhängen in endlosen Schleifen durch die unveränderbaren Landschaften der Vergangenheit, sondern Ziele zu entwickeln, für die es sich zu kämpfen lohnt, und die Zukunft aktiv zu gestalten.

13 Zusammenfassung der wichtigsten Ideen für eine hypnosystemische Teilepsychologie

1) Seiten/Anteile an sich gibt es nicht als Entitäten – sie sind Konstruktionen eines inneren Beobachters.
2) Man hüte sich vor Verdinglichungen und Personifizierungen.
3) Die Einführung von Seiten/Anteilen, um etwas zu benennen, worunter jemand leidet, ist eine sinnvolle Unterschiedsbildung im System, um etwas, was bedrängend war, auf Abstand zu bringen.
4) Dadurch wird eine Erlebnisposition als erlebender Beobachter aufgebaut.
5) Wenn wir heute etwas erleben, was Ähnlichkeit mit einem im autobiografischen Gedächtnis schon abgespeicherten, emotional geladenen Erlebnisnetzwerk hat, dann verknüpfen sich beide (Hebbsches Gesetz) unbewusst in der Gegenwart; sind die Erlebnisnetzwerke hilfreich, dann ist es gut, sind sie aber belastend, dann erleben wir die Gegenwart, als sei sie die Vergangenheit.
6) Es sind Prozesse, die wir benennen können, z. B. als Seiten/Teile – das sind aber keine Entitäten im Patienten, sondern gemeinsame Konstruktionen zwischen dem Klienten und dem Therapeuten, sie werden im Beziehungsraum zwischen ihm und uns konstruiert (Kybernetik zweiter Ordnung).
7) Um die Komplexität der inneren abgespeicherten Muster, die unendliche Netzwerkstruktur von Erlebenselementen zu reduzieren und um Interventionen effektiver zu machen, schlage ich vor, gedanklich eine Schablone über die Netzwerkkarte zu legen und unseren Blick auf ein paar wesentliche Knotenpunkte zu beschränken.
8) Die gute oder leidvolle Erfahrung des Kindes mit den menschlichen Grundbedürfnissen »Loyalitätsbildung« versus »Indi-

viduation« schafft eine wichtige Zuordnung innerer Musterbildungen.

9) Als eine weitere Schablone zur Komplexitätsreduktion im inneren System schlage ich das »Drama-Dreieck« von Stephen Karpman (1968) vor.
10) Das Ordnungsprinzip »Täter – Opfer – Retter« hilft dem Klienten, die Dynamik der einzelnen Seiten/Anteile im inneren System besser zu verstehen.
11) Hypnosystemische Teiletherapie orientiert sich vorrangig an einem »Top-down«-Modell der Psychotherapie und unterscheidet sich so vom »Bottom-up«-Modell der Ego-State-Therapie.

14 Hypnosystemische Teilearbeit bei sog. Borderline-Klienten

Gunther Schmidt als prominenter Vertreter der Hypnosystemik betont bei der sog. Borderline-Störung« (s. dazu Schmidt 2018) vor allem die ressourcen- und kompetenzorientierten Aspekte mit Würdigung – für ihn sind alle im DSM 5 aufgeführten Symptome bei dieser »Störung« allgemein menschliche Phänomene, aber auch Lösungen mit einem hohen Preis. Wenn es aber durch zunehmende Verstrickungen zu einem leidvollen Prozess kommt, dann sind sie als extreme Formen in ihrem Auftreten meist parafunktional. »Borderline« ist wie alles Benennbare eine Konstruktion von einem erlebenden Beobachter und nicht eine Aussage darüber, dass jemand so »ist« oder dass er eine Borderline-Störung »hat«; es ist die Aussage des Beobachters, dass er jemanden so beschreibt, benennt, bewertet und so mit ihm umgeht – deshalb sollten wir aus hypnosystemischer Sicht besser über Borderline-Interaktion und nicht über Borderline-Persönlichkeit sprechen. Ein Problem, so habe ich schon oben geschrieben, wird immer von einem problemerlebenden Beobachter konstruiert, dies sind selbst gemachte Musterbildungen und Netzwerke im Sinne von Aufmerksamkeitsfokussierung mithilfe unserer fünf Sinneskanäle.

Ich gehe mit Bohus (2012) davon aus, dass für die Genese der Borderline-Störung sowohl genetische als auch psychosoziale Faktoren in etwa gleichem Maße eine Rolle spielen. Wenn wir hier die inter- und intrapersonale Seite betrachten, so verstehe ich die sog. Borderline-Phänomene als eine bestimmte Struktur der Persönlichkeitsorganisation, die entstanden ist, um sich einer hoch destruktiven Situation in der Kindheit anzupassen, in der noch wenig differenzierte Verhaltensmuster zur Verfügung standen, um die kindlichen Grundbedürfnisse »Bindung und Individuation« irgendwie zu retten. Erlebt, interpretiert oder gestaltet man Gegenwartsbeziehungen ähnlich, dann setzen sich diese alten Muster auf der Zwischenhirnebene unbewusst durch, und der Klient ist abgeschnitten von seinen Ressourcen, alternativen Verhaltensweisen und den erwachsenen Funktionen seines Steuerungs-Ichs. So weit ein erster Überblick und nun zu den Musterbildungen im Einzelnen und zur Therapie.

14.1 Die extreme Gefühlsambivalenz

Aus unserer hypnosystemischen Sicht könnte man »Borderline« mit einer extremen Gefühlsambivalenz in Beziehungen gleichsetzen, »wobei die beiden Seiten dieser Ambivalenz äußerst unterschiedlich und dennoch nur von einer dünnen ›Grenzlinie‹ voneinander getrennt werden. Diese Grenzlinie kann sehr schnell überschritten werden, sodass der Wechsel zwischen konträren Erlebnisweisen ebenfalls konträre Beziehungsgestaltungen und Verhaltensweisen zur Folge hat« (Mücke 2007, S. 292).

Bei diesen nach außen hin emotional instabilen Klienten scheint diese Form der Beziehungsorganisation Ausdruck einer zugrunde liegenden, existenziell bedeutsamen Ambivalenz zu sein, die sich fast ausschließlich auf die Bewertung der anderen Menschen in Bezug auf das Selbsterleben und den eigenen Wert als Mensch richtet. In den biografischen Schilderungen hören wir immer wieder von Beziehungen zu signifikant wichtigen Personen mit Phasen, in denen sie sich angenehm geborgen, geschützt, wertgeschätzt und glücklich gefühlt hatten. Dann aber, oft ohne erkennbaren Anlass, wechselt das Geschehen plötzlich aus einer Liebesbindung in einen »Hasskrieg«, der andere wird als bedrohlich, vernichtend und hassenswert erlebt, er wird abgewertet und bis auf Blut bekämpft – Letzteres ist oft wörtlich gemeint. Die wunde Stelle des anderen in diesem Vernichtungsfeldzug zu treffen, dafür scheinen Menschen mit einer Borderline-Problematik ein feines Gespür und eine hohe Kompetenz zu haben.

Sind das nicht zwei Aggregatzustände von Liebe? Oder wie sagte schon der Holocaust-Überlebende und Friedensnobelpreisträger Elie Wiesel: »Das Gegenteil der Liebe ist nicht der Hass, sondern die Gleichgültigkeit.« Somit sind Liebe und Hass zwei Seiten einer Medaille – eine Beschreibung, die den Protagonisten viel abverlangt: Solche Beziehungen sind ein ständiges »himmelhoch jauchzen« und »zu Tode betrübt«, ein Auf und Ab, oder wie der Titel des sehr lesenswerten Buches von Kreisman und Straus (2010) zu dem Thema verrät: *Ich hasse dich – verlasse mich nicht*.

Die Folge dieser emotionalen Achterbahnfahrt sind heftige Konflikte in Beziehungen, oft mit impulsiven Handlungen wie Selbstverletzung (Schneiden, Brennen), suizidalem und parasuizidalem Verhalten und Suchtentwicklung. Dieses Verhalten verstehe ich als eine kreative und hochkompetente Form des Selbstschutzes, der radikalen Selbstfürsorge, der »Selbstvergewisserung«, um die existentiell bedrohliche Angst davor zu reduzieren, dass man sich selbst nicht mehr spürt, dass man sich auflöst und die Identität verliert.

In meiner klinischen Erfahrung habe ich viele Übereinstimmungen dieser eben beschriebenen hoch emotionalen Beziehungsgestaltung mit dem bulimischen Essverhalten gefunden. Der Beziehungsmensch wie das Essen werden vom Klienten gierig verschlungen, mit dem Ziel, innere Gefühle von Spannungen zu lösen, Leere zu füllen und sich endlich sicher und geborgen zu fühlen – endlich innerlich ausgefüllt mit etwas nur Gutem und Nährendem. Nur der andere hat unkalkulierbare Eigenschaften, einen eigenen Willen usw., und das Essen hat Kalorien, macht eklig fett und entpuppt sich als böse und feindselig: »Er/es muss raus aus mir, sonst sterbe ich.«

Zwei Anteile: der Kampf zwischen Nähe und Distanz

Wenn wir den Verdacht hegen, dass der vor uns sitzende Klient an einer sog. Borderline-Problematik leiden könnte, ist es zuallererst einmal für uns Therapeuten hilfreich zu überlegen, wie die vorgetragene Symptomatik, die aktuelle Lebensgeschichte und die Kindheitserfahrungen als ein erstes theoretisches Denkmodell miteinander verknüpft werden können, ohne vorschnell in ein monolineares Denken (»wenn … dann«) zu verfallen. Zur Konstruktion einer solchen ersten Hypothese folgen nun ein paar Ideen zum systemischen Modell des psychischen Konfliktes bei »Borderline«.

Mit dem oben ausgeführten Bedürfnismodell (s. Abschn. 9.2.1) als einer Blaupause im Kopf, welches bei jedem von uns den überlebenswichtigen Wunsch nach loyaler Bindung zum primären Bezugssystem bei gleichzeitigem Streben nach Autonomie und Selbstverwirklichung beschreibt, könnten wir sagen: Wir sehen bei diesen Klienten verschärft und von extremen Emotionen begleitet ein Wechselspiel zwischen der Bindungs-/Loyalitätsseite und der Autonomieseite, wobei einmal die eine und dann die andere Seite komplett das psychische Geschehen beherrscht. Zu einem bestimmten Zeitpunkt scheint die gerade nicht dominierende Seite völlig vom Bewusstsein, d. h. vom bewussten Ich, dissoziiert und somit dem reflektierenden Denken des Wachbewusstseins gänzlich entzogen.

Ich erkläre mir das so: Wenn diese Menschen einem Liebespartner sehr nahe kommen und die im Geheimen schlummernden Beziehungssehnsüchte erfüllt werden, geht der erwachsene Anteil (das bewusste Ich) eine totale Koalition mit einer Seite/einem Anteil auf der inneren Bühne ein, die eine symbiotische Sehnsucht nach Nähe verspürt. Über die Spiegelneurone sind diese Klienten sehr feinsinnig in der Lage zu spüren, was auch der andere braucht, um sich ebenfalls tief in die Beziehung fallen zu lassen. Aus dieser Fähigkeit, die Gedanken des anderen zu lesen und sich bedingungslos auf den anderen einzustellen, erwächst eine vollkommene Harmonie und Bezugnahme aufeinander. Es ist, als sei der Klient mit seinen eigenen kindlichen Sehnsüchten und denen des Partners völlig verschmolzen: »Zwischen uns passte kein Blatt Papier«, sagte mir einmal eine Klientin. In diesen Momenten finden wir bei den Klienten keine Bedürfnisse nach Abgrenzung, Eigenständigkeit oder Unabhängigkeit vom Liebespartner und auch aggressive Äußerungen fehlen.

Alle Warnungen aus dem Freundeskreis werden ignoriert und der eigene innere reflektierende Beobachter, den man jetzt bräuchte, um aus einer Metaposition die Wiederholungsschleife der Beziehungsfindung zu erkennen, scheint ins Koma gefallen zu sein – das innere System mit dem bewussten Ich als Steuerungsinstanz läuft auf Autopilot.

Wenn wir uns aber jetzt vorstellen, dass der auf Autonomie und Abgrenzung dringende Anteil zwar im Moment der Harmonie dissoziiert, aber trotzdem innerpsychisch noch wirksam ist, können wir sagen: Diese berechtigten Bedürfnisse des Klienten müssen ganz schön unter Druck geraten, und die verbannte Autonomieseite fühlt sich »massiv in ihrer Existenz bedroht, ja erlebt diese Situation als Versuch, sie zu vernichten, sodass sie – im wahrsten Sinne des Wortes – Todesängste aussteht« (Mücke 2007, S. 296). Kommt es nun nach einer Phase der Verschmelzung zu vermehrten Sollbruchstellen in der Beziehung, zu den normalen kleinen und auch großen Enttäuschungen, dann erwacht die Autonomieseite zum Leben, meldet sich immer öfter und beginnt, die Harmonieseite zu bekämpfen. Dieser innerseelische Konflikt zwischen zwei antagonistischen Seiten/Anteilen wird nicht als solcher erlebt oder reflektiert, sondern nur auf der äußeren Bühne ausgetragen. Aus kleinen Verstimmungen werden handfeste Streits und am Ende eine tödliche Feindschaft mit dem äußeren Partner. Das ist das systemische Modell, mit dem ich arbeite.

Neben solchen instabilen Beziehungen, die diesem Interaktionsmodus im ICD 10 die diagnostische Bezeichnung »Instabile Persönlichkeitsstörung von Borderline-Typ« eingebracht hat, gibt es noch eine Reihe von Beschwerden, die es lohnt, nicht als Defizit, sondern als potenzielle Stärke zu betrachten. Hier an dieser Stelle nur ein paar Schlaglichter:

Mit Schmidt (2018) sollten wir bei der Schilderung eines Borderline-Erlebens nicht nach dem vergangenheitsorientierten »warum« fragen: »Warum« macht der Borderline-Klient das – zum Beispiel das chronische Gefühl der Leere oder des Sich-verlassen-Fühlens? In diesen Symptomen drückt sich doch schon ein Grundbedürfnis aus! Was sind das für Grundbedürfnisse? Zum Beispiel Sicherheit in Beziehungen, Zugehörigkeit, die Sehnsucht nach Selbstwirksamkeit, die Möglichkeit zur eigenen Kompetenz für eine gewünschte Entwicklung, Sinnhaftigkeit und all das, was wir eine Art »bezogene Individuation« (Stierlin) nennen.

Also »wofür« taucht das heftige Erleben auf, das den Patienten in die Therapie gebracht hat? Wofür und für welche Bedürfnisse, für welches ersehnte Erleben ist der Patient so, taucht das unwillkürliche Phänomen auf? Wir haben also einen Fokus auf Bedürfnisse und auf ersehntes Erleben. Das muss ich nicht akzeptieren, wenn der Klient dieses Verhalten in der Handlung nach außen zeigt – seinen Mitmenschen oder mir als Therapeuten gegenüber –, aber ich muss versuchen, das Motiv dahinter zu verstehen.

Ich frage mich also: Welches seiner vielen Ichs meldet sich da gerade und in welchem Kontext lebt dieses Ich? Dieses Ich lebte nicht in dem Kontext, in dem wir uns jetzt gerade im Therapieraum begegnen – dieses Ich, das den Therapeuten z. B. entwertet und sagt: »Ich bring mich um, Sie bringen genauso wenig, wie die anderen Hirnwichser«, dieser innere Anteil, der so massiv entwertet, der in einem anderen Kontext lebt, in diesem ist seine verzweifelte Botschaft kongruent, und in diesem Kontext muss ich diesen Teil abholen. Nur da kann ich den Anteil erreichen und erfahren, »wofür« der Anteil das tut, für welches ersehnte Bedürfnis er so handelt. Wenn wir das wissen, müssen wir uns auf die Suche nach alternativen Verhaltensweisen machen: Was könnte die Person sonst Hilfreiches einsetzen, um sich in der Gegenwart anders zu verhalten? Wenn wir diese Frage nach den Alternativen stellen, sind wir bei einem sehr wichtigen Punkt: Wo ist ein steuerndes, metakommunikatives Ich, das wir fokussieren und aktivieren können?

Noch ein Wort zu den Kompetenzen der Menschen mit Borderline-Struktur:

- Es gibt eine völlig grenzenlose Selbstaufgabe für eine Sache und Kompromisslosigkeit im Denken und Handeln: Dieser Mensch hat eine totale Hingabefähigkeit, eine Kompromisslosigkeit, er kann total mit einer Sache assoziiert sein – was zu-

nächst einmal eine positive Qualität ist. Was er in der Therapie lernen müsste, wäre mehr Fähigkeit zur Dissoziation.
- Die Angst, verlassen zu werden, können wir umdeuten in ein hochsensibles Wissen über das Bedürfnis nach Sicherheit.

Typisch für das Borderline-Denken ist: Da gibt es nur das eine oder das andere, nur schwarz oder weiß aus der normalen Vielfalt. Der Therapeut muss ein therapeutisches Modell des »sowohl-als-auch« anbieten. Wir brauchen nicht ein Verschwinden der Phänomene, sondern das eigentliche zentrale Therapieziel nach Gunther Schmidt ist, eine steuernde Metaposition aufbauen zu können, aus der heraus jemand kontext-flexibel seine verschiedenen auftretenden Impulse steuern und nutzbar machen kann – Stärkung der steuernden Instanz. Das ist ein völlig anderes Vorgehen, als etwas wegmachen zu wollen. Wenn es für jemanden in der Therapiestunde um ein Verlorenheitserleben geht, dann beschreibt Schmidt das als eine altersregressive Tranceerfahrung, denn das ist jetzt sicher nicht der kompetente Erwachsene, den wir sonst kennen. Aber dieses erwachsene Erleben ist als potenzielle Erlebnisfähigkeit schon längst im Gehirn vorhanden und abgespeichert. Der Teil mit dem »Verlorenheitserleben« ist das vorübergehende Erwachen eines altersregressiven Ichs: Wenn man will, kann man das als Defizit beschreiben oder als einen klugen Hinweis auf einen Mangel in der Gegenwart, auf Bedürfnisse nach Bindung und Sicherheit, die in der Gegenwart nicht erfüllt werden … eine Art Sehnsuchtsmentor für verschüttete Bedürfnisse in der Gegenwart.

14.2 Therapieschritte

Klienten werden nicht in der Phase des Hochgefühls, wenn sie frisch verliebt sind, zu uns kommen, sondern wenn die Beziehung wieder einmal gescheitert ist oder wenn es massive sekundäre Symptombildungen gibt: unkontrollierte Wutausbrüche, selbstverletzendes Verhalten, Bulimie, Sucht, chronische Leere, Suizidalität usw. Auch wenn die Therapie dieser beschriebenen

Bindungsstörung sicher eines langen Atems bedarf und sich je nach Schwere der Traumatisierung, die der Klient erlebt, in mehrere Abschnitte unterteilt, möchte ich hier einen exemplarischen Einstieg nach dem hypnosystemischen Teilemodell unter Nutzung des Drama-Dreiecks »Täter – Opfer – Retter« beschreiben.

Prozessorientiert beginne ich mit dem, was der Klient als seinen »Täter« im Inneren definiert, das, was ihn quält und in die Therapie gebracht hat, das Symptom, das er nicht beherrschen kann und weghaben will: z. B. die bulimischen Essattacken nach Streitigkeiten mit dem Partner.

Ziel der nächsten Therapiestunden wäre es für mich, ein Verständnis für das innere System zu entwickeln und die einzelnen Seiten/Anteile in ihren Rollen und Funktionen kennenzulernen, um über Musterunterbrechung aus dem Problemtrance-Erleben zu einem ersten Schritt in neue Lösungstrancen zu gelangen.

Mit dem angebotenen Seitenmodell findet sich schnell eine Seite im Klienten, der die Ess-Brech-Attacke vom Abend vorher vehement und massiv abwertet. Mit dieser Seite ist das bewusste Ich – die innere Repräsentanz der Gesamtpersönlichkeit – im Klienten voll identifiziert (»er verwechselt sich damit«, sagen wir) und hat der eigentlichen Steuerungsinstanz das Heft des Handelns aus der Hand genommen.

Schritt 1: Drei Seiten im inneren System

Wir bieten das Seitenmodell an und sehen drei Seiten/Anteile im inneren System:

1) eine triebhafte Seite, die die bulimische Ess-Brech-Attacke inszeniert hat: ein symptomtragender Anteil (*Täter*)
2) eine verurteilende Seite (innerer Kritiker/Verurteiler), die das Essverhalten kritisiert und den Erwachsenen entwertet (*Täter*)
3) ein handlungsunfähiges bewusstes Steuerungs-Ich, das sich passager mit dem Verurteiler verwechselt

Schritt 2: Stärkung des bewussten Ichs

Durch Externalisierung der Anteile 1 und 2, z. B. mittels Handflächen-Paradigma, stärken wir die Beobachtungsfunktion der

Gesamtpersönlichkeit (*Systemsteuerung*), die sich ja als Steuerungsinstanz auf einer hierarchisch höher stehenden Ebene befindet und deren Aufgabe eigentlich die Koordination der verschiedenen Persönlichkeitsseiten ist (Weisungsfunktion). Hilfreich ist auch eine Externalisierung in den Raum, auf einen Stuhl oder als Bild auf einem Fernsehbildschirm (Bildschirmtechnik).

Schritt 3: Stärkung durch Ressourcenabsorption

Das immer noch schwache bewusste, reflektierende Ich wird durch Ressourcenabsorption gestärkt und kreiert innere Helfer zu seiner Unterstützung (im Drama-Dreieck: *Retter*), da das Erleben von Selbstkompetenz durch das Hijacking des Verurteileranteils dissoziiert ist. Die zentrale Grundrichtung weiterer Interventionen ist: den massiven Verlust von Wahlfreiheit rückgängig machen, Selbstkompetenz fördern, Fokussierung der Aufmerksamkeit auf das Erleben von Mustern der Selbstgestaltungsfähigkeit.

Schritt 4: Musterunterbrechung

Indem wir nun nach der guten Absicht der Teile 1 und 2 fragen, setzen wir eine Musterunterbrechung in Gang und verwandeln die »Täter« ihrer Funktion nach in »Retter«. Dabei bedienen wir uns der Personalisierung der Anteile und stellen sie im Raum in einem sicheren Abstand zum Klienten visuell oder als Stühle/Gegenstände auf.

Schritt 5: Die Frage nach der Schutzfunktion

Wenn diese beiden Seiten eine Schutzfunktion (*Retter*) für das System hatten, dann bleibt die Frage, wen und was sie im System geschützt haben – einmal als triebhafter, verschlingender Anteil und einmal als massiver Verurteiler. Das ist sicher sehr individuell und hängt von der Vorgeschichte des Klienten ab, aber folgenden Ablauf habe immer wieder gesehen:

Die massive Enttäuschungswut durch das »blöde und lieblose« Verhalten des Partners hatte zu heftigen Streitszenen geführt, der Klient hatte den Partner im Zorn verlassen oder wurde verlassen; nach einer gewissen Zeit wandelte sich die Erleichterung, den »Herzensmörder« nicht mehr sehen zu müssen, in Verlassenheitsangst, Panik, suizidale Fantasien usw. – die Spannung stieg ins Unerträgliche. Aus den bereitliegenden Erfahrungsmustern ähnlicher Kindheitssituationen hat die Klientin unbewusst ein »worst case scenario« aktiviert, um der Gegenwartssituation einen Sinn zu geben: Ein kindlicher Anteil mit massiver Verlassenheitsangst beherrschte die innere Bühne. Um die unerträgliche Spannung zu reduzieren, begann die Klientin, Essen in sich hineinzustopfen (triebhafte Seite/Anteil), um sich zu beruhigen. Dann erhob die verurteilende Seite die Stimme und beschimpfte sie als »fette Sau, die sowieso kein Mann lieben kann, weil sie so hässlich ist«, und sie erbrach alles – und ein Hin und Her begann. Auch der verurteilenden Seite darf man eine gute Absicht unterstellen: Sie erinnert an den tiefempfundenen Wunsch der Patientin, geliebt zu werden und wieder eine harmonische Beziehung zu finden, dazu sollte sie auf Ihre Attraktivität achten.

Schritt 6: Die kindliche Opferseite des Klienten entdecken

Erst jetzt ist der Weg frei, hinter den beiden Schützeranteilen den Niederschlag einer frühen Erfahrung im Gedächtnis zu entdecken, in der offensichtlich die Bedürfnisse nach verlässlicher Bindung und danach, von Bezugspersonen gehalten und getragen zu werden, nicht ausreichend erfüllt wurden. Diese impliziten Erinnerungsspuren wurden immer wieder bei drohendem Bindungsverlust in der Gegenwart reaktiviert und bestimmten das Erleben im Hier und Jetzt mit dem Partner. Dieser erlebte Mangel und die Erinnerung an ein Defizit im Parenting kann vom Klienten auf allen sensorischen Ebenen visualisiert und personifiziert werden und ist das, was wir einen »verlassenen inneren Kindanteil« nennen würden – im Drama-Dreieck das *Opfer*. Auch dieser Seite können wir eine gute Absicht unterstellen: Immer, wenn sie auftaucht, weist sie auf einen Mangel in der Gegenwart hin, wo ähnlich wie in der Vergangenheit basale Bedürfnisse nach Nähe und Sicherheit in einer tragenden Beziehung nicht erfüllt sind. Der »verlassene innere Kindanteil« ist der Sehnsuchtsmentor und Erinnerungswecker, dass Bedürfnisse in der Gegenwart nicht ausreichend erfüllt werden.

Schritt 7: Konferenzgestaltung an einem sicheren Ort
Wir fragen uns nun: Was ist die für den betreffenden Kontext und die Aufgaben optimale und stimmigste Konferenzgestaltung zwischen dem mit allen Erwachsenenkompetenzen verbundenen Konferenzleiter (Steuerungs-Ich) und den Konferenzfraktionen, den Seiten/Anteilen? Dazu imaginieren wir einen gut abgegrenzten, sicheren Ort (z. B. einen inneren Konferenzraum, eine innere Bühne usw.), und wir unterstützen den erwachsenen Klienten in der Leitungsposition, die Konferenz zu moderieren. Die Ziele lauten:

1) die Beiträge der unterschiedlichen Anteile im System als wertvolle Lösungsversuche würdigen, sie aber ganz konsequent auf ihre kurz- und langfristige Zieldienlichkeit prüfen und die jeweilige »Preis/Kosten«-Nutzen-Relation diskutieren
2) nach Ausnahmen fragen, wann die Synergiewerte im System in Richtung Wahlfreiheit und Zufriedenheit eine bessere »Preis/Kosten«-Nutzen-Relation ergeben haben, und Utilisierung bisheriger Lösungsversuche
3) Informationsaustausch über die Bedürfnisse der einzelnen Konferenzmitglieder und ihre Bedingungen für mehr Kooperation
4) die Selbstverantwortung der Konferenzleitung stärken, die Koordination der Anteile des inneren Systems als erwachsene Aufgabe annehmen und das bewusste Ich, die Repräsentanz des Gesamtsystems zu einem kompetenten, achtsamen, liebevollen »Dirigenten des Orchesters« weiterentwickeln

Das alles braucht viel Geduld, einen langen Atem und viel positive Unterstützung durch den Therapeuten.

Ausklang

Assoziativ fiel mir beim Schreiben dieses Buches über »hypnosystemische Teiletherapie« immer wieder der Buch- und auch der Filmtitel *Same same but different* ein, den ich einmal bei einer Reise durch Kambodscha las. Es ist eine Liebensgeschichte zwischen einem jungen Deutschen, der nach dem Abitur nach Kambodscha fährt, und einer kambodschanischen Prostituierten, die er dort kennenlernt. Es geht um die Frage der Liebe in unterschiedlichen Lebenskontexten – ganz gleich, aber total anders.

Lange war mir unklar, was mein Unbewusstes mir damit sagen wollte. Jetzt am Ende des Buches weiß ich es:

Das Verständnis von inneren Anteilen in der Ego-State-Therapie, wie ich sie von Woltemade Hartman gelernt hatte, und das hypnosystemische Denken in Seiten/Anteilen bei Gunther Schmidt mögen in vielem gleich sein, sind aber dennoch völlig anders – eigentlich sind es zwei unterschiedliche Welten.

Literatur

Bandler, R. a. J. Grinder (1996): Patterns: Muster der hypnotischen Techniken Milton H. Ericksons. Paderborn (Jungfermann), 3. Aufl.

Barwinski, R. (2011): Die erinnerte Wirklichkeit. Kröning (Asanger), 2. Aufl.

Bateson G. (1977): The Birth of a Matrix, or Double Bind and Epistemology. In: Beyond the Double Bind: Communication and Family Systems, Theories, and Techniques with Schizophrenics. New York (Brunner/Mazel), pp. 39–64.

Baur R. (2006): »Sokratischer Dialog« und hypnosystemische »Teilarbeit« in Therapie und Beratung. Universität Augsburg (Inaugural-Dissertation).

Berne, E. (1966a): Transaktionsanalyse in der Psychotherapie. Paderborn (Junfermann). [engl. Ausgabe 1961.]

Berne, E. (1966b): Principles of Group treatment. New York (Grove).

Bohus M. (2012): Interaktives Skillstraining für Borderline-Patienten: Das Therapeutenmanual. Stuttgart (Schattauer).

Ciompi, L. (1982): Affektlogik. Über die Struktur der Psyche und ihre Entwicklung. Ein Beitrag zur Schizophrenieforschung. Stuttgart (Klett-Cotta).

Ciompi, L. (1988): Außenwelt – Innenwelt. Die Entstehung von Zeit, Raum und psychischen Strukturen. Göttingen (Vandenhoeck & Ruprecht).

Deissler, K. G. u. K. J. Gergen (Hrsg.) (2004): Die wertschätzende Organisation. Bielefeld (Transcript).

Dilts R. B., R. Bandler u. J. Grinder (1994): Strukturen subjektiver Erfahrung. Ihre Erforschung und Veränderung durch NLP. Paderborn (Junfermann).

Earley, J. (2012): Resolving Inner Conflict. Working through Polarization using Internal Family Systems Therapy. Larkspur, California (Patterns System Books).

Earley, J. (2014): Meine innere Welt verstehen. Selbsttherapie mit Persönlichkeitsanteilen. München (Kösel).

Erickson, M. H. (1999): Meine Stimme begleitet Sie überallhin. Ein Lehrseminar mit Milton H. Erickson. Stuttgart (Klett-Cotta). [am. Orig. (1980): A teaching seminar with Milton H. Erickson.]

Fliss, C. A. (2014): Umgang mit Flashbacks und dissoziative Reaktionen im Alltag. *Trauma & Gewalt* 2: 158–166.

Frederick, C. (2007): Ausgewählte Themen zur Ego State Therapie. *Hypnose* 2 (1+2): 5–100.

Freud, S. (1905): Drei Abhandlungen zur Sexualtheorie. Gesammelte Werke, Bd. 5. Frankfurt (S. Fischer), 1987, S. 27, 33–145.

Grossmann, K. P. (2012): Langsame Paartherapie. Heidelberg (Carl-Auer).

Hanswille, R. u. A. Kissenbeck (2008): Systemische Traumatherapie. Heidelberg (Carl-Auer).

Hantke, L. (1999): Trauma und Dissoziation. Modelle der Verarbeitung traumatischer Erfahrung. Berlin (Wissenschaftlicher Verlag).

Hantke, L. (2002): Zur Überwindung der Hilflosigkeit – Traumatherapie aus hypno-systemischer Sicht). Verfügbar unter: https://www.institut-berlin.de/fileadmin/user_upload/institut-berlin/Publikationen/hantke_zur-ueberwindung.pdf.

Harrer, M. (2008): Wirkkonzepte in der Hypnosepsychotherapie. *Imagination* 1.

Harrer, M. u. H. Weiss (2016): Wirkfaktoren der Achtsamkeit – wie sie die Psychotherapie verändern und bereichern. Stuttgart (Schattauer).

Havens, R. A. a. C. R. Walters (2002): Hypnotherapy Scripts: A Neo-Ericksonian Approach to Persuasive Healing. New York (Routledge-Brunner), 2 rev. ed.

Hilgard, E. R. (1973): A neodissociation interpretation of pain reduction in hypnosis. *Psychological Review* 80 (5): 396–411.

Hilgard, E. R. (1986): Divided consciousness: Multiple controls in human thought and action. New York (Wiley).

Hilgard, E. R. (1989): Eine Neo-Dissoziationstheorie des geteilten Bewußtseins. *Hypnose und Kognition* 6 (2): 3-22.

Hüther, G. (2008): Ketten oder Flügel? Die doppelgesichtige Macht der inneren Bilder. (Workshop auf der Tagung »Die Kraft der Imagination«, Heidelberg 1.–3.5.2008).

Hüther, G. (2017): Was wir sind und was wir sein könnten. Frankfurt a. M. (Fischer tb), 8. Aufl.

Hüther, G. u. I. Krens (2008): Das Geheimnis der ersten neun Monate. Weinheim, Basel (Beltz).

Hüther, G. (2017): Was wir sind und was wir sein könnten: Ein neurobiologischer Mutmacher. Frankfurt a. M. (Fischer).

Janet, P. (1889): L'automatisme psychologique. Paris (Félix Alcan) [Reprint: Paris (Société Pierre Janet), 1973].

Janet, P. (1893): Préface. In: P. Janet (1889): L'automatisme psychologique. Paris (Félix Alcan), vii–xxi.

Kammer, T. u. H.-O. Karnath (2006): Manifestation von Frontalhirnschädigungen. In: H.-O. Karnath (Hrsg.): Neurophysiologie. Berlin (Springer), S. 489–500.

Karpmann, S. (1968): Fairy tales and script drama analysis. *Transactional Analysis Bulletin* 7 (26): 39–43.

Kernberg, O. (1978): Borderline-Störungen und pathologischer Narzissmus. Frankfurt a. M. (Suhrkamp).

Kreismann, J. J. u. H. Straus (2010): Ich hasse dich – verlass mich nicht. München (Kösel).

Lieb, H. (2014): Störungsspezifische Systemtheorie. Heidelberg (Carl-Auer).

Ludewig, K. (2013): Entwicklung systemischer Therapie. Heidelberg (Carl-Auer).

Maturana, H. (1982): Erkennen: Die Organisation und Verkörperung von Wirklichkeit. Braunschweig (Vieweg).

Maturana, H. u. F. Valera (2009): Der Baum der Erkenntnis. Die biologischen Wurzeln menschlichen Erkennens. Frankfurt a. M. (S. Fischer). [span. Orig. (1987): El árbol del conocimiento.]

Mohr, G. (2009): »Ich-Zustände« die Einheits- und die Unterschiedstheorie«. *ZTA* 3: 199–218.

Moreno, J. (1974): Psychodrama: Theorie und Praxis. Berlin/Heidelberg (Springer).

Mücke, K. (2007): Hilf Dir selbst und werde, was Du bist. Potsdam (Öko-System).

Nijenhuis, E., O. van der Hart u. K. Steele (2008): Das verfolgte Selbst. Paderborn (Junfermann).

Peichl, J. (2015): Narzisstische Verletzungen der Seele heilen. Das Zusammenspiel der inneren Selbstanteile. Stuttgart (Klett-Cotta).

Peichl, J. (2018): Integration in der Traumatherapie. Vom Opfer zum Überlebenden. Stuttgart (Klett-Cotta).

Pessoa, F. (2006): Das Buch der Unruhe des Hilfsbuchhalters Bernardo. Zürich (Ammann).

Peter, B. (1987): Dissoziation in kognitiven Therapien. *Hypnose und Kognition* 4 (1): 22–38.

Revenstorf, D. (1990): Zur Theorie der Hypnose. In: D. Revenstorf (Hrsg.): Klinische Hypnose. Berlin (Springer), S. 79–99.

Revenstorf D. u. B. Peter (Hrsg.) (2001): Hypnose in Psychotherapie, Psychosomatik und Medizin. Manual für die Praxis. Berlin (Springer).

Roth, G. (2001): Fühlen, Denken, Handeln. Wie das Gehirn unser Verhalten steuert. Frankfurt a. M. (Suhrkamp).

Roth, G. (2007): Persönlichkeit, Entscheidung und Verhalten. Warum es so schwierig ist, sich und andere zu ändern. Stuttgart (Klett-Cotta).

Roth, G. u. N. Strüber (2018): Wie das Gehirn die Seele macht. Stuttgart (Klett-Cotta).

Satir, V. (2005a): Selbstwert und Kommunikation. Familientherapie für Berater und zur Selbsthilfe. München (Pfeifer).

Satir, V. (2005b): Meine vielen Gesichter. Wer bin ich wirklich? München (Kösel).

Schmidt, B. (1986): Systemische Transaktionsanalyse. Wiesloch (Eigenverlag).

Schmidt, G. (1989): Konferenz mit der inneren Familie [Audio-Cassette]. Mühlheim (Auditorium).

Schmidt, G. (1993): Weiterbildungsskript. Heidelberg (Milton-Erickson-Institut).

Schmidt, G. (2004): Liebesaffären zwischen Problem und Lösung. Hypnosystemisches Arbeiten in schwierigen Kontexten. Heidelberg (Carl-Auer).

Schmidt, G. (2005): Einführung in die hypnosystemische Therapie und Beratung. Heidelberg (Carl-Auer).

Schmidt, G. (2018): Borderline-»Störungen« und/oder -Kompetenzen? Wie man sie hypnosystemisch in der Therapie und im Leben generell nutzen kann [DVD]. Müllheim-Baden (Auditorium Netzwerk).

Schopenhauer, A. (1965): Sämtliche Werke. Bd. 5: Parerga und Paralipomena: kleine philosophische Schriften. Stuttgart (Cotta).

Schultz von Thun, F. (2004): Das innere Team in Aktion. Praktische Arbeit mit dem Modell. Frankfurt (Rowohlt).

Schwartz, R. (1997): Systemische Therapie mit der inneren Familie. Stuttgart (Klett-Cotta).

Shapiro, R. (2016): Easy Ego State Interventions. Strategies for working with parts. New York, London (W.W. Norton & Co.).

Siegel, D. (2011): Mindsight. The new Science of Personsal Transformation. New York (Bantam Books).

Siegel D. (2012): Der achtsame Therapeut. Ein Leitfaden für die Praxis. München (Kösel).

Stierlin, H. (1994): Ich und die anderen. Stuttgart (Klett-Cotta).

Trabert, G. u. H. Waller (2013): Sozialmedizin. Grundlagen und Praxis. Stuttgart (Kohlhammer), 7. Aufl.

Wagner, E. u. U. Russinger (2016): Emotionsbasierte systemische Therapie: Intrapsychische Prozesse verstehen und behandeln. Stuttgart (Klett-Cotta).

Waller, N., F. W. Putnam a. E. B. Carlson (1996): Types of dissociation and dissociative types: A taxometric analysis of dissociative experiences. *Psychological Methods* 1 (3): 300–321.

Watkins, J. G. (1992): Hypnoanalytic techniques. The practice of clinical hypnosis. New York (Irvington).

Watkins, J. u. H. Watkins (2003): Ego-State-Therapie. Ein Handbuch. Heidelberg (Carl-Auer).

Watzlawick, P. (2016): Man kann nicht nicht kommunizieren – das Lesebuch. Göttingen (Hogrefe).

Weinhold, J. B. a. B. K. Weinhold (2008): The flight from Intimacy. Healing your Relationship of counter-dependency – the other side of co-dependency. Novato, CA (New Word Library).

Yalom, D. (2010): Existentielle Psychotherapie. Bergisch Gladbach (Andreas Kohlhage), 5. korr. Aufl.

Young, J. E., J. S. Klosko u. M. E. Weishaar (2005): Schematherapie. Ein praxisorientiertes Handbuch. Paderborn (Junfermann).

Zindel, J. P. (2001): Hypnoanalyse. In: D. Revenstorf u. B. Peter (Hrsg.): Hypnose in Psychotherapie, Psychosomatik und Medizin. Manual für die Praxis. Berlin (Springer), S. 325–335.

Über den Autor

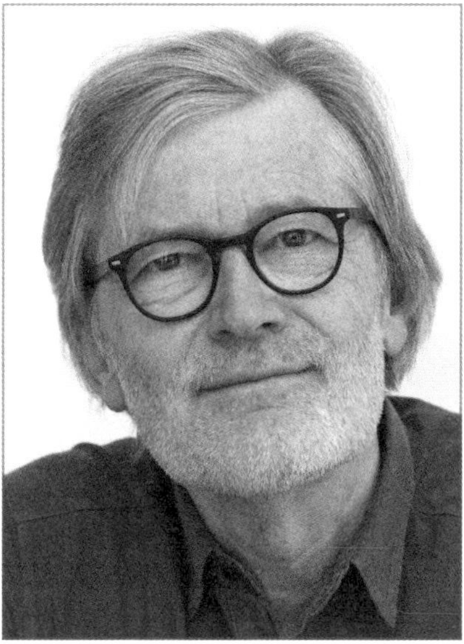

Jochen Peichl, Dr.; Facharzt für Psychotherapie und Psychosomatische Medizin, Psychiatrie und Neurologie; Weiterbildungen als Psychoanalytiker, Psychodrama- und Gruppentherapeut, in EMDR-Therapie, Ego-State-Therapie und Hypnotherapie; nach Stationen an der Universität München und als Oberarzt in der Klinik für Psychosomatik am Klinikum Nürnberg heute in eigener Kassenpraxis, als Trainer für Ego-State- und Traumatherapie und als Autor tätig.

Arbeitsschwerpunkte: somatoforme Störungen, Borderline-Störungen, traumaassozierte Störungen; Lehre als Weiterbilder; Autor mehrerer Bücher und Fachartikel zur Arbeit mit inneren Anteilen und zur Behandlung von Traumafolgestörungen. Gründer und Leiter des Instituts für hypnoanalytische Teilearbeit und Ego-State-Therapie.

Kontakt: *www.teiletherapie.de*